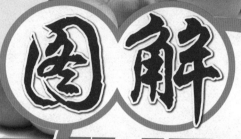

图解

食物搭配宜忌

全彩版解析海量食材的搭配

孙树侠◎编著

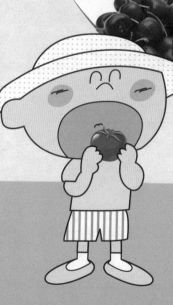

U0278333

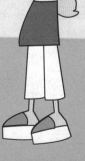

中国人口出版社

图书在版编目（CIP）数据

图解食物搭配宜忌/孙树侠编著. —北京：中国
人口出版社，2012.8
ISBN 978-7-5101-1328-4

Ⅰ.①图… Ⅱ.①孙… Ⅲ.①食品营养—图解
Ⅳ.①R151.3-64

中国版本图书馆CIP数据核字（2012）第175039号

图解食物搭配宜忌

孙树侠 编著

出版发行	中国人口出版社
印　　刷	北京九天志诚印刷有限公司
开　　本	710毫米×960毫米　1/16
印　　张	14
字　　数	150千字
版　　次	2012年9月第1版
印　　次	2012年9月第1次印刷
书　　号	ISBN 978-7-5101-1328-4
定　　价	32.80元

社　　长	陶庆军
网　　址	www.rkcbs.net
电子信箱	rkcbs@126.com
电　　话	(010)83534662
传　　真	(010)83519401
地　　址	北京市宣武区广安门南街80号中加大厦
邮　　编	100054

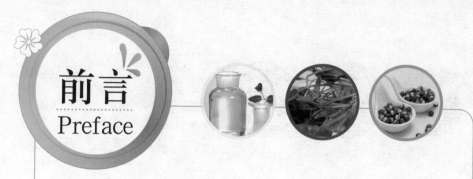

前言
Preface

　　我们都知道饮食决定健康，习惯决定长寿，但如何饮食，仁者见仁，智者见智。人因个体差异，体会不同，但万变不离其宗的是：从科学的角度来看是否更科学，是否能提高营养物质的利用率和营养之间的协同作用，从而对不同人群起到健身强体的作用。

　　本书在营养基础知识上还要重复，或许有一点点新知识，使您觉得"有唱陈词，弹老调之嫌"，但我觉得基础的知识只有不断重复才能普及大众，我们不求"翻新杨柳枝"，但要更新一些旧概念让大家知道食物众多，之所以存在，它就存在各有千秋的应用价值，它们没有绝对好坏之分，对每个人所言就是适宜或不适宜，对于众多食品的选择，也只有科学不科学，合理不合理的问题。

　　我们对食物的选择在掌握基础知识之外，不刻意去追求完全的科学，但要注意科学性，这样才不失科学饮食的大众性，我们没有追求"一曲新词酒一杯"创新效果，但加入了"营养在线"、"给食材加分"等提示，目的是加深读者对食材的全面了解，在规避不宜的同时，选择适合自己的食物，而且，每种食材都配有精美图片，赏心悦目，通俗易懂，重点突出，便于阅读，实用性强，是广大营养作者、烹饪工作者或热爱生活人的参考书。

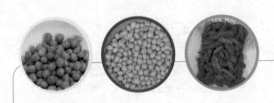

　　科学的脚步总是伴随社会历史的进步，只会描摹出科学的脚步，不是好"画师"，因为科学的脚步，本来就应该附迹于社会历史的布景上，失去布景的对照，怎能显示出科学历史的纵深感呢？何况我们这个有5000年文明史的古国？有闻名世界的中国中医和饮食……我们不仅要继承昨天，更要开拓明天。如果我们不以祖国博大精深的传统医学、食疗、食补等方面的传世巨著，如《黄帝内经》、《神农本草经》等为立言，营养学的昨天一定会被菲薄，营养学的明天一定会遭冷遇。

　　传统的营养学的史料所及，真是视通千里，思接万千，但对人体健康的贡献却较为窄小，而且必须是一尺就是一尺，一寸就是一寸，不能随便逾越分毫，如果我们以这样的科学态度，就希望广大的营养学工作者、健康工作者、热爱生活的广大读者都能参与实践与总结，为我们的传统养生添砖加瓦。最后我还要叮嘱大家；健康是一口口吃出来的，长寿是一点点攒出来的，美丽是一年年养出来的，食补习惯只要坚持，就会有奇迹出现。

中国保健协会食物营养与安全专业委员会会长

孙树侠

目　录

TU JIE SHI WU DA PEI YI JI

PART 1　食物搭配有说道

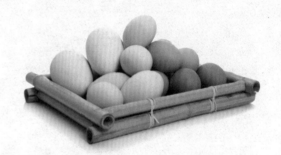

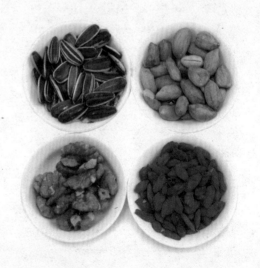

PART 2　常见食物的搭配

蔬菜类、菌类／18

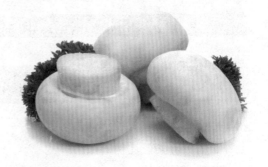
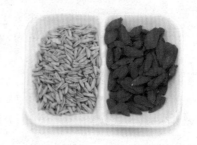
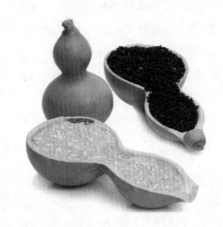

目 录

肉蛋类、动物肝脏类/86

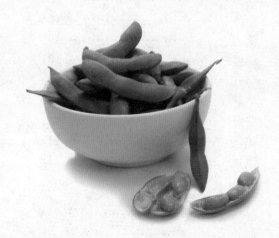

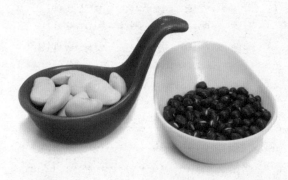

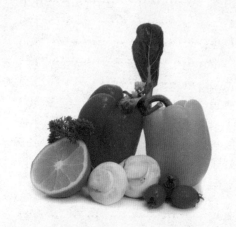

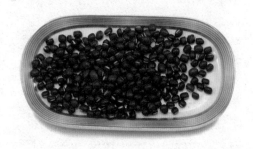

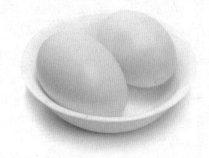

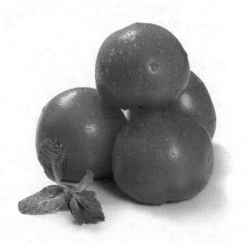

目 录

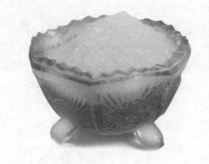

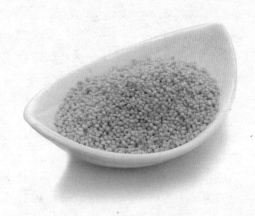

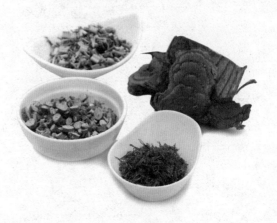

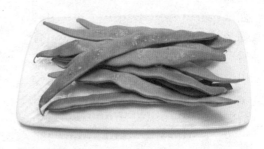

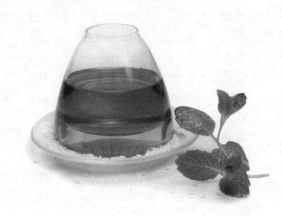

PART 3　吃对了才健康

走出饮食误区／200

目 录

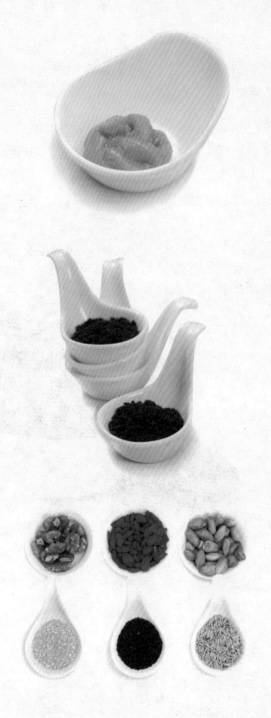

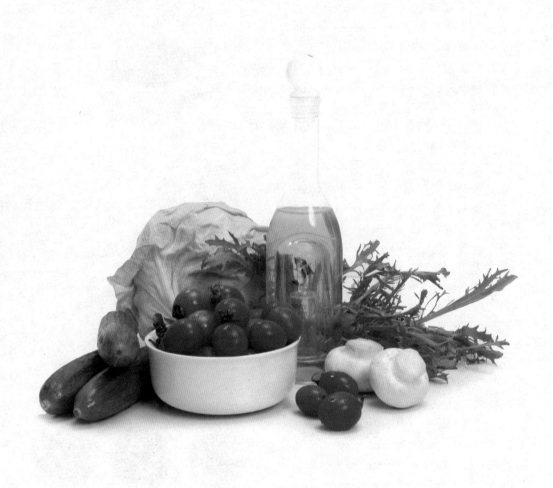

PART ①

食物搭配有说道

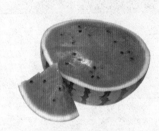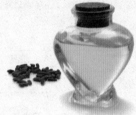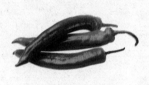

人体所需要的营养素

七种必需营养素及比例

俗话说，民以食为天。食物是维持生命、保证健康的物质。因此，了解各类营养素的种类和对人体的作用，可以使饮食搭配更加科学合理，而且还能避免不合理搭配引发的不良后果。

营养素有很多，人体所必需的营养素主要有七种，即蛋白质、脂肪、碳水化合物、矿物质、维生素、膳食纤维和水。

饮食搭配要合理，各种营养素要有科学的比例见表1-1。

表1-1　正常成人各种营养素比例

营养素	占成人体重比例值（％）
蛋白质	16
脂肪	18
碳水化合物	0.7
矿物质	5.2
维生素	0.1
膳食纤维和水	60

各种营养素的作用

蛋白质——赖以生存的基础营养素

蛋白质是一大类由氨基酸组成的高分子有机化合物，含有氮、碳、氢、氧等主要元素和少量的硫、磷、铁等元素。

蛋白质又分为完全蛋白质和不完全蛋白质。缺乏必需氨基酸或者含量很少的蛋白质称不完全蛋白质，如谷、麦类、玉米所含的蛋白质和动物皮骨中的明胶等。

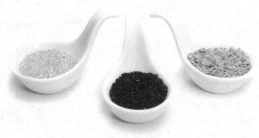

蛋白质的六大作用：

构成机体、修补组织。人的神经、肌肉、内脏、血液、骨骼等，甚至包括头皮、指甲都含有蛋白质，这些组织细胞每天都在不断地更新。因此，人体必须每天摄入一定量的蛋白质，作为构成和修复组织的材料。

构成人体内酶、激素、抗体等。人体新陈代谢的过程中，离不开酶的催化作用，如果没有酶，生命活动就无法进行，这些各具特殊功能的酶，都是由蛋白质构成。此外，一些调节生理功能的激素，如胰岛素，以及提高机体抵抗力而保护机体免受致病微生物侵害的抗体，也是以蛋白质为主要原料构成的。

维持机体酸碱平衡。肌体维持酸碱平衡的能力是通过肺、肾脏以及血液缓冲系统来实现的。蛋白质缓冲系统是血液缓冲系统的重要组成部分，因此，蛋白质在维持机体酸碱平衡方面起着十分重要的作用。

运输氧气及营养物质。体内有许多营养素必须与某种特异的蛋白质结合，将其作为载体才能运转。血红蛋白可以携带氧气到身体的各个部分，供组织细胞代谢使用。

此外，还有维持正常的血浆渗透压和供给机体能量的作用。

如果膳食中长期缺乏蛋白质，血浆蛋白特别是白蛋白的含量就会降低，血液内的水分便会过多地渗入周围组织，造成营养不良性水肿。

脂肪——贮存能量的重要营养素

食物中脂肪来源于植物性脂肪和动物性脂肪。脂肪酸是脂肪的基本结构，脂肪酸分为饱和脂肪酸和不饱和脂肪酸。一般来讲，猪油、牛油等动物性脂肪以饱和脂肪酸为主，植物性油脂则主要以不饱和脂肪酸为主。

有的不饱和脂肪酸在体内不能合成，必须由摄入的食物供给，又称为必需脂肪酸。必需脂肪酸广泛存在于植物油和坚果中，如花生油、黄豆油、棉子油、芝麻油、玉米油等。

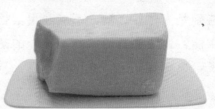

脂肪的四大作用：

供给人体热量。脂肪在人体内氧化后变成二氧化碳和水，释放热量，由此可见脂肪是身体内热量的重要来源。

构成身体组织和生物活性物质。脂肪是构成身体细胞的重要成分之一，尤其是脑神经，肝脏、肾脏等重要器官中含有很多脂肪。

调节生理机能。脂肪可以保持体温，为身体储存备用的"燃料"。吃进脂肪后，一时消耗不完可以存在体内，等身体需要热量时再利用。此外，还有保护内脏器官、滋润皮肤和防震作用。

溶解营养素。有些不溶于水而只溶于脂类的维生素，只有在脂肪存在时才能被人体吸收利用。

碳水化合物———获取能量的主要营养素

碳水化合物，即糖类物质，又分为单糖、双糖、多糖等三类。

单糖是最常见、最简单的碳水化合物，有葡萄糖、果糖、半乳糖和甘露糖，可以直接被机体吸收利用。人体中的血糖就是单糖中的葡萄糖。

双糖常见的有蔗糖、麦芽糖和乳糖，由两分子单糖组合而成，易溶于水，需经分解为单糖后才能被机体吸收利用。

多糖主要有淀粉、糊精和糖原，其中淀粉是膳食中的主要成分，不易溶于水，经过消化酶的作用才能分解成单糖而被机体吸收。

碳水化合物的三大作用：

供给热能。糖类易于氧化，能迅速供给人体热能，是机体热能的主要来源。特别是人体的大脑，不能利用其他物质供能，血中的葡萄糖是其唯一的热能来源，血糖过低时，可出现休克、昏迷甚至死亡。

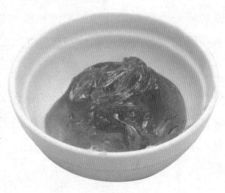

构成机体和参与细胞多种代谢活动。在所有的神经组织和细胞核中都含有糖类物质。糖类物质还是抗体、某些酶和激素的组成成分，参加机体代谢，维持正常的生命活动。

保肝解毒。当肝脏贮备了足够的糖原时，可以免受一些有害物质的损害。

矿物质————影响生理功能的营养素

矿物质也叫无机盐，是指构成人体的重要化学元素。已发现的矿物质有60余种，其中含量小于体重0.01%的铁、碘、铜、锌、锰、钴、钼、硒、铬、氟、镍、锡、硅、钒14种称为人体必需的微量元素。

尽管矿物质在体内的量很少，但对于人体的营养和功能却有很大影响。

矿物质的四大作用：

构成机体组织。如钙、磷、镁是骨骼、牙齿的重要成分。肌肉中含有硫，神经组织中含有磷等。

维持水电解质和机体酸碱平衡。钠和钾是维持机体电解质和体液平衡的重要阳离子。体内钠正常含量的维持，对于渗透平衡、酸碱平衡以及水、盐平衡有非常重要的作用。

构成体内生物活性物质。如铁是血红蛋白、肌红蛋白及细胞色素系统中的成分，胰岛素含有锌等。

参与人体代谢。如磷是能量代谢不可缺少的物质，它参与蛋白质、脂肪和糖类的代谢过程；碘是构成甲状腺素的重要成分；甲状腺素有促进新陈代谢，维持组织细胞渗透压等作用；镁、钾、钙和一些微量元素（如硒）对维持心脏正常功能、保持心血管健康有着十分重要的作用。此外，矿物质还有维持神经、肌肉的兴奋性和细胞膜的通透性的作用。

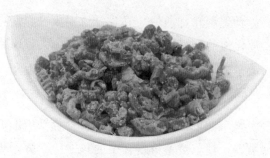

维生素————维持机体健康的营养素

维生素种类很多，通常分为脂溶性和水溶性两大类，脂溶性维生素有维生素A、维生素D、维生素E、维生素K，水溶性维生素有B族维生素（包括维生素B_1、维生素B_2、维生素B_{12}、维生素PP、生物素、叶酸）和维生素C。

维生素的八大作用：

维持正常视力和维持上皮组织健全，如维生素A；促进机体生长发育，如维生素B_1和维生素E等；调节钙、磷代谢并促进吸收，如维生素D；维持红细胞的发育与成熟，如维生素B_{12}；生产胶原蛋白，增强皮肤弹性，增强免疫力，如维生素C；

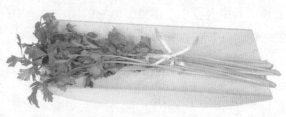

保持神经、肌肉和心脏正常功能，如维生素B_1；提供能量、保护血管、预防动脉硬化，如维生素B_2；促进脂肪代谢，促进皮肤毛发生长，预防白发、脱发，如生物素。

膳食纤维————焕发生理活性的营养素

膳食纤维是一种特殊的营养素，其本质是碳水化合物中不能被人体消化酶所分解的多糖类物质。食物纤维有数百种之多，包括纤维素、半纤维素、果胶、木质素、树胶和植物黏液、藻类多糖等。

膳食纤维的三大作用：

促进消化和通便。膳食纤维由于在口腔中咀嚼时间较长，因此可以促进肠道消化液的分泌，有利于食物的消化；可以增加肠道中粪便的体积，促进肠蠕动，防止便秘，减少结肠炎、直肠炎和结肠癌、直肠癌的发生。

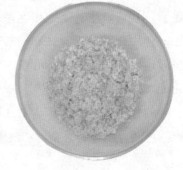

调节热能摄入、控制体重。食物纤维能增加饱腹感，使单位重量膳食中的热能值下降，可减少总热能的摄入量，防止体重超重。

降低血清胆固醇，防治动脉硬化。由于膳食纤维与胆囊排入肠道中的胆酸结合，限制了胆酸的吸收，使机体消耗体内胆固醇来合成胆汁，以防止动脉硬化的形成。

水———构成生命的基本营养素

水是人体不可缺少的组成部分，占成人体重的2/3，它维持人体正常的生理活动，与生命息息相关，一旦机体失去20％的水分，就无法维持生命。

水的三大作用：

构成人体组织。人体内的水液统称为体液，它集中分布在细胞内、组织间和各种管道中，是构成细胞、组织液、血浆等的重要物质。

补充营养和参与机体各种代谢。在饮用水中，含有许多丰富的矿物质，如钙、镁、铁、铜、铬、锰等元素，这些元素含量适当则对人体健康有益。水还可以帮助机体消化食物、吸收营养、排除废物、参与调节体内酸碱平衡和体温，并在各器官之间起润滑作用。

运输的媒介。水作为体内一切化学反应的媒介，是各种营养素和物质运输的介质。

各种营养素之间的互补作用

维生素之间的互补

维生素A离不开维生素E的帮助

维生素A能发挥提高视力、促进皮肤健康的功能，维生素E可保护维生素A不被氧化破坏。维生素A的食物来源主要为动物性食品，如动物肝脏、奶类、禽蛋黄及鱼肝油等。植物性食物中的胡萝卜素被称为维生素A原。红、黄色及绿色的水果与蔬菜中均含丰富的胡萝卜素，如胡萝卜、辣椒、红薯、油

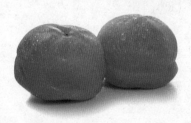

菜、杏和柿子等。维生素E广泛分布于动植物组织中，例如，谷类、绿叶菜、牲畜肉、蛋、鱼类和奶类。

维生素A能防止维生素C的氧化

白细胞是消灭"侵略者"的主角，维生素C能增强白细胞的"作战能力"。但维生素C非常容易被氧化，维生素A能防止维生素C的氧化。富含维生素C的食物主要为新鲜的蔬菜和水果，如水果中的柑橘、柠檬、石榴、山楂和鲜枣，蔬菜中的柿子椒、菠菜、韭菜、番茄、油菜、菜花等。

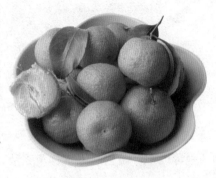

维生素E离不开维生素C

维生素E的化学名称是生育酚，可以促进性激素的分泌，提高人体生殖能力。维生素E还可以净化血液，保护血管，可以降低血液中低密度脂蛋白的浓度。维生素C既可以保护维生素E不被氧化，还能更好地发挥维生素E的生理功能。

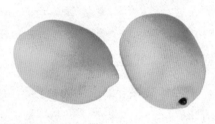

应保持B族维生素的科学比例

维生素B_1、维生素B_2、维生素B_6和维生素B_{12}被誉为"B族四君子"，其中维生素B_1是将碳水化合物转化为热量所不可缺少的维生素。维生素B_2是与脂肪氧化有关的维生素，维生素B_6是与蛋白质代谢关系最密切的维生素，一旦缺乏，会导致蛋白质代谢紊乱等。维生素B_{12}促进碳水化合物、脂肪和蛋白质的代谢等。以上四种维生素的缺乏会全面影响人体的免疫能力，免疫分子、免疫细胞、免疫器官的功能都会受到影响。

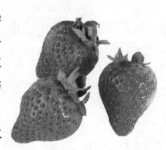

B族维生素之间的相互作用

缺乏维生素B_1可影响维生素B_2的利用，而维生素B_1和维生素B_2又会影响维生素C的吸收。维生素B_2的缺乏常伴有尼克酸的缺乏；维生素C有利于叶酸的利用；各种维生素之间也应保持平衡，过量摄入一种维生素则会引起其他维生素的缺乏，因此，各种维生素的摄入要进行科学合理的搭配。

■ ■ 维生素与其他营养素之间的关系 ■ ■

维生素B_2能促进脂肪分解

脂肪只有通过分解才能向人体提供自身无法生成的脂肪酸，这种脂肪酸必须从摄取的食物中获得并转化为能量。维生素B_2不足，脂肪的分解能力会降低，容易引起肥胖、动脉硬化等。

维生素C可以转化胆固醇

人体所需要的胆固醇是由肝脏分泌出来的，总量合适则有利于健康，如果分泌过多，多余的胆固醇就会沉积在动脉管壁上，形成动脉硬化症。而维生素C可以预防体内脂质沉积，使血液中胆固醇转化为胆汁排出体外，同时还能增加有利于健康的胆固醇。

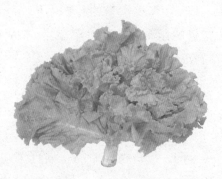

维生素A有助于降低有害胆固醇的含量

胆固醇包括两类，一类是高密度脂蛋白，一种是低密度脂蛋白。高密度脂蛋白能帮助人体清除血液中胆固醇，是人类的好朋友，如果其含量低于正常水平，就会增大患心脏病的危险。低密度脂蛋白则会导致动脉中胆固醇的增加，增加患心脏病的危险。适量地补充维生素A，就可以降低有害胆固醇的含量，从而减少患心脏病的概率。

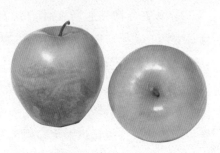

维生素E可减少动脉脂类过氧化

人体的细胞无时无刻不处于氧的某些有害形式的包围中，它们以其强大的破坏力，逐个瓦解分子、细胞乃至整个人体。而维生素E就是抗氧化剂中的一种。维生素E能促进毛细血管增长，维持心肌和外周血管系统的正常功能，改善微循环，并可使动脉脂类过氧化物减少，从而预防动脉硬化。同时还可减轻血小板的聚集作用，降低血液的黏稠度。维生素E与硒有协同作用，保护细胞膜不受过氧化脂质的损伤。

脂肪可促进维生素A和胡萝卜素的吸收

由于维生素A和胡萝卜素是脂溶性的，人体对胡萝卜素的吸收利用率较差，一般吸收利用率为摄入量的1/3，而吸收后转变为维生素A的只有吸收量的1/2，所以每餐摄入一定量的脂肪，能促进维生素A和胡萝卜素的吸收。

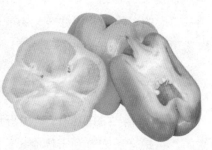

碳水化合物和脂肪可以节约体内蛋白质

蛋白质、脂肪和碳水化合物三者都可以产生热能，但各自对供能所起的作用不同。在某些情况下，当膳食中热能供给不足时，肌体首先要消耗食物和体内的蛋白质来产生热能，使蛋白质不能发挥其更重要的功能，影响机体健康。而膳食中碳水化合物供给充足时，膳食中热能也相应增加，这样就可以使蛋白质得到节省。

碳水化合物和脂肪在体内代谢中，也有着密切的关系，在一定条件下二者可以相互转化。糖供给不足时，脂肪可代替碳水化合物供给能量维持血糖恒定；在碳水化合物供给充裕时，它可转变为脂肪在体内贮存，糖和脂肪的最终氧化供能大多数都要经过三羧酸循环。当然，这种替代和节约的互补关

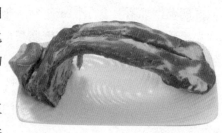

系还需有一定前提，就是只有在蛋白质满足生理需要的条件下，碳水化合物和脂肪才对蛋白质有节约作用。

水是体内代谢的基础营养素

人体内所进行的一切反应在本质上都是以水为基础的。水可能是肌体组织的生成物，也是参加肌体生理反应的物质。一些难溶或不溶于水的物质，可以胶体溶液的形式被输送。废物也是通过水来输送的，有些可以溶于水的形式直接排出体外。水能吸收较多的热量，使人体的温度保持平衡。人体通过体液交换和血液循环，将体内代谢产生的热量运送到体表散发，使全身各部分都保持温度的均匀。同时，水又是润滑剂，对体腔、关节、呼吸道等器官起润滑作用。

总之，水是人体生命的源泉，人们天天接触的最主要的外环境物质之一就是水。只有重视水的卫生并随时合理调整，加以利用，才能发挥水对人体的最佳生理作用。

搭配合理健身，反之伤身

同样是吃，但吃与吃是不一样的，里面大有说道。要想吃得健康、吃得美味，就要注重科学饮食，更要注重食物搭配。一句话，搭配合理健身，搭配不合理伤身。

搭配合理健身

大鱼大肉中的蛋白质是人体必不可少的，其中的氨基酸是人体中蛋白质的组成成分。人体中共有几十种氨基酸，小部分人体自己能造出来，绝大部分需要从动物性食品中获取。

比比皆是的肥胖症、糖尿病、心脑血管病让人们对大鱼大肉望而却步，可不吃又满足不了身体的需要，该怎么吃？不偏、不废，合理搭配。在吃肥甘厚味的同时搭配一些清淡爽口的蔬菜、水果就能化解油腻，平衡营养，既饱了口福，又对身体有利，这样的搭配就合理。

搭配不合理伤身

边吃烧烤边喝啤酒，对身体就有危害。因为烧烤产生的有害物质（苯并芘、氨甲基衍生物等）遇到啤酒会被加速吸收，而且常饮啤酒的人，血铅含量往往增高，铅与这些有害物质结合有致癌或诱发消化道疾病的可能。再加上烧烤的热与啤酒的凉也对肠胃、口腔产生强烈刺激，长此以往对身体健康极为不利。这样的搭配就不合理。

饮食滋味，以养于生，食之有方。趋利避害、提高营养和健康水平，才是饮食的最高境界。

食物搭配不合理的后果

食物间的营养成分相互排斥

两种或两种以上食物搭配，其所含的营养物质在吸收代谢过程中可能发生拮抗作用，一方阻碍另一方的吸收或留存。

比如，黄瓜与花菜、辣椒、菠菜、小白菜、番茄等富含维生素C的食物搭配，就会降低其他蔬菜的营养价值。这是因为黄瓜含有维生素C分解酶，会破坏其他蔬菜里面的维生素C，久而久之就会导致人体内某些营养物质的缺乏。

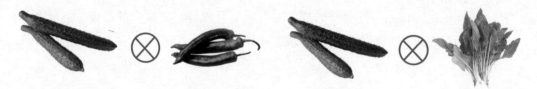

食物的营养成分发生了变化

两种或两种以上的食物搭配不合理时，不但会破坏饮食中的营养成分，甚至会产生有害成分。

比如，虾与番茄、柿子椒等富含维生素C的食物搭配就会产生有毒物质。因为虾肉所含的无毒的五价砷，遇到维生素C就会还原为有毒的三价砷（砒霜）。虽然出现这种概率很小，但不可不防，更不可不知。

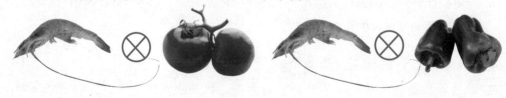

食物间的属性相互对抗

两种或两种以上同样属性的食物吃进去后，可能在人体内共同产生寒凉或温热的效应，会破坏机体生理的动态平衡。

同属寒凉之性或同属温热之性，同属滋腻之性或同属火燥之性的食物，食后令人生热、生寒、起燥或多痰。比如，牛肉与韭菜、白酒搭配会使人发热、动火，因为它们同属于大温大辛之品；螃蟹与茄子、梨、柿子搭配会使人生寒，因为它们同属寒性，会伤人肠胃。

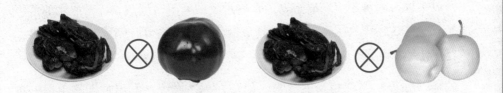

饮食不当引发疾病

有些食物吃了以后会引发新病或诱发旧病，比如，一些动物性食品，可以诱发感染扩散、溃疡出血、癫痫病发作等。这是因为动物性食品中含有某些激素，促使人体内某些机能亢进，代谢紊乱，比如，糖皮质类固醇，在超过生理剂量时就会出现这些状况。

还有某些食物对某些人来说是过敏源，如鱼、虾能引起皮肤过敏者的荨麻疹复发；蚕豆、豆腐乳能引起哮喘病的复发；鸡蛋会引起口腔溃疡；甚至某些蔬菜也会引起一些人的日光性皮炎等。

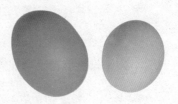

由此可见，食物千万种，不见得人人都能吃，食物吃对了就是补，吃不对就是伤。根据自己的身体状况有选择地吃，是合理饮食之要务。

食物的毒性和污染

许多食物自带毒性物质，比如，土豆中的茄碱、蜂蜜中的肉毒杆菌，毒蘑菇等。

还有一些毒素是由于食物在加工过程中受到了污染，或是由于高温生成了过氧化物和环氧化物等有毒物质，如霉变花生、玉米中的黄曲霉素、熏烤食品中的苯并芘、腌制食品产生的亚硝胺等，这些都是致癌及促癌物。

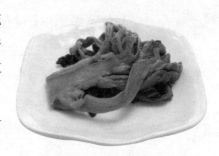

由此可见，天然食品并非就是无害食品，制作加工中也存在安全隐患。

进食间隔时间

一般来说，两种不宜同时进食的食物进食的间隔时间越长，所产生的危害就越小。吃完梨后马上喝水，就容易造成腹泻，如果吃梨后1个多小时再喝水，就不会有腹泻的状况出现。

同样，如果吃属性相反的食物，如寒性（冰激凌）和温性（涮羊肉）食物，进食间隔时间越短，引起不舒服的感觉就越多、越明显。

在享受美味的时候，不要不管不顾，不能为饱口福，而伤了肠胃和健康。

客观对待食物不宜

不必谨小慎微如临大敌

食物不宜虽然存在，但并不是那么可怕。凡事要有个度，太过关注食物之间的不宜，只能给自己增加思想负担，也没有太大的必要。

除非极个别食物搭配错了会产生较强的不良反应，大多数食物即使搭配错

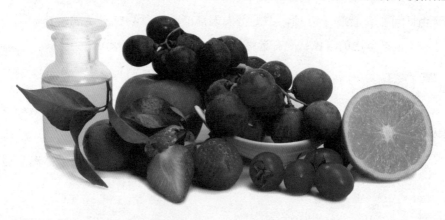

了，很多情况下只是营养成分受到影响而已。如果不经常食用，并不会对身体造成多大伤害。

如果对某些食物的搭配不放心，还可以看看有关书籍。听人说，不如自己看，心中明白了才会有的放矢地选择食物。

食物多样化

没有一种食物能供给我们的身体所需的全部营养成分，因此，在安排膳食时应该尽量多样化，根据各种食物中所含的不同营养成分恰当地调配膳食，以全面满足身体对各种营养素的需要。

从另一个角度讲，食物种类越多，所选择的余地也就越大，就越能规避食物之间的错误搭配，也就能相对地满足身体对各种营养成分的需求。

根据自身状况有选择地吃

每个人的身体状况各有不同，只有根据自己的实际情况有选择地吃才是合理的营养饮食。

食品种类繁多，依其性质和来源大致可分为三类：动物性食品，如肉类、蛋、奶和水产品；植物性食品，如谷类、油料、蔬菜、水果、硬果类等。从营养学的角度讲，以动、植物性食物比例均衡的膳食结构比较合理。

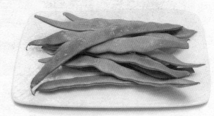

每个人的口味有所不同，有的人喜欢吃扁豆，也有的人喜欢吃茄子，这是很正常的。但是，为了身体的健康，就不能长时期依照个人口味来选择食物，还要注重食物的营养以及自己的身体状况。

食物不宜对身体不利，而营养不均衡同样会对身体造成伤害。如果经常大鱼大肉地吃，那些富贵病就会不请自来。如果经常吃素就容易导致营养缺乏症。

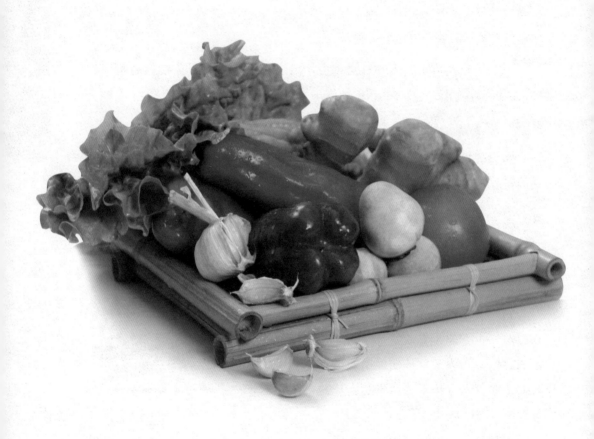

PART 2

常见食物的搭配

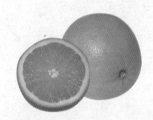
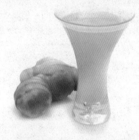
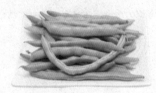

蔬菜类、菌类

大白菜

功效

* 养胃生津、清热解毒、除烦解渴、利尿通便。

* 促进胃肠蠕动，预防和治疗便秘、痔疮。

* 能预防乳腺疾病。

* 能够维持神经肌肉的正常活动，在凝血机制中起重要作用。

不宜

兔肉
两者搭配会使蛋白质变性，降低营养价值。

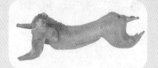

虾米
两者搭配清热解毒、滋阴清肺、健脾开胃。

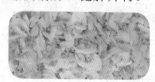

适宜

松花蛋
两者搭配健脾胃、治便秘。

适宜

牛肉
两者搭配健脾开胃，辅助治疗肺热咳嗽、体弱乏力。

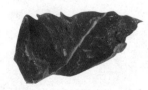

黄豆

两者搭配能抑制雌激素，可有效地防治乳腺癌。

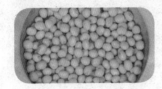

鲤鱼

两者搭配富含多种营养成分，可辅助治疗妊娠水肿。

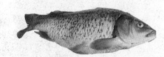

适宜

猪肉

两者搭配营养丰富、滋阴润燥，对营养不良、头晕、贫血、大便干燥有辅助疗效。

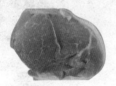

豆腐

两者搭配清热止咳，对咽喉肿痛、大小便不利、支气管炎有辅助疗效。

辣椒

两者搭配可促进肠胃蠕动，帮助消化。

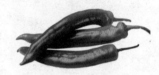

适宜

猪肝

两者搭配清肺、养颜、补血、祛痘。

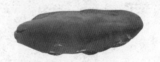

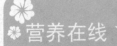

营养在线

＊宜顺丝切，这样易熟。

＊在沸水中焯烫的时间不可过长，最佳时间为20～30秒。

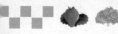
菠菜

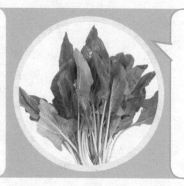

功效

* 养血、止血、敛阴、润燥。
* 对缺铁性贫血有改善作用。
* 能使血糖保持稳定。
* 有助于防止大脑老化。
* 保护视力。

乳酪

乳酪所含的化学成分会影响菠菜中的钙的吸收。

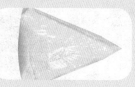

黄豆

黄豆中的维生素C会影响菠菜中铜的析出。

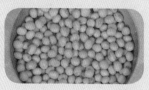

牛奶

两者搭配可引起拉肚子。

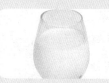

不宜

猪瘦肉

菠菜含铜，瘦肉含锌，两者搭配所析出的铜会大量减少。

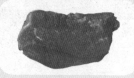

腐乳

两者搭配易形成尿结石。

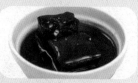

韭菜

两者搭配可引起腹泻。

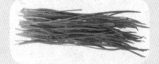

不宜

不宜

豆腐
两者搭配会形成草酸钙，对人体不利。
化解办法：把菠菜用沸水焯一下，即可搭配食用。

黄瓜
黄瓜含有分解酶，搭配食用会破坏菠菜中的维生素C。

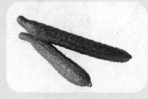

适宜

猪肝
两者搭配可防治老年性贫血。

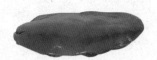

鸡血
营养丰富，养肝护肝。

鸡蛋
两者搭配保障营养、增进健康。

适宜

胡萝卜
可降低中风的危险。

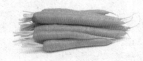

猪血
滋阴润燥、养血补血，适用于血虚肠燥及贫血患者。

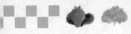

韭菜

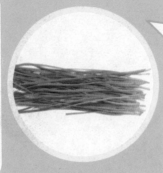

功效

＊ 有温中行气、散血解毒、保暖健胃等功效。

＊ 可辅助治疗便秘，又可清除消化道中的有害物质。

＊ 可促进食欲、降低血脂。

＊ 具有一定的杀菌消炎作用。

蜂蜜

两者搭配会影响血液循环，令心脏不舒服。

牛奶

牛奶含钙，韭菜含草酸，同食会影响对钙的吸收。

不宜

白酒

两者搭配可引起出血，有出血型患者尤需禁忌。

牛肉

两者搭配会引起中毒。

化解办法：可用人乳和豆豉汁解毒。

不宜

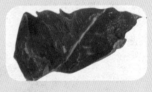

鸡蛋

两者搭配对阳痿、尿频、肾虚、痔疮、胃痛有辅助治疗作用。

适宜

豆芽
两者搭配可解毒、补虚、通便。

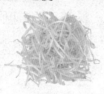

豆干
两者搭配可清热解毒、美肤。

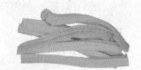

适宜

虾仁
两者搭配营养丰富，健美减肥。

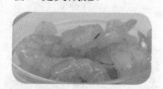

平菇
两者搭配能促进食欲、增强免疫力并有解毒作用。

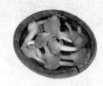

适宜

豆腐
两者搭配具有益气宽中、清热散血、消肿利尿、润燥生津的功效。

给食材加分

＊作配料可与多种食材搭配，可采用炒、爆、熘等烹饪方法，也可做成包子、水饺、馄饨等。

＊做主料可单炒，也可焯水后凉拌。

营养在线

＊初春时节的韭菜品质最佳，还有益于肝脏。夏季韭菜最差，最好少吃。晚秋的韭菜逊于春季的。

＊韭菜不宜多食，以免上火（每次50克左右）。

＊胃肠不好、有眼疾者及阴虚火旺者慎食。

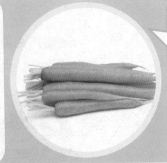

胡萝卜

功效

    ＊ 可润皮肤、抗衰老、增强人体免疫力。

    ＊ 保护视力、降低胆固醇。

    ＊ 促进消化，并有杀菌作用。

    ＊ 可降低卵巢癌的发病率。

辣椒

    胡萝卜中的分解酶会破坏辣椒中的维生素C，降低其营养价值。

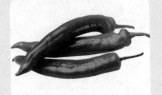

白酒

    胡萝卜中所含的胡萝卜素若与酒精一起进入人体会损害肝脏功能。

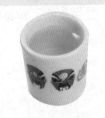

不宜

柑橘

    胡萝卜中的分解酶会破坏柑橘中的维生素C，降低其营养价值。

大枣

    胡萝卜含有抗坏血酸酶酵，会破坏大枣中的维生素C。

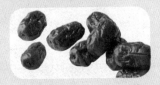

醋

    醋对胡萝卜素有破坏作用。

不宜

山药

　　两者搭配可健胃、补虚。

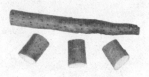

猪肚

　　两者搭配可丰满肌肉。

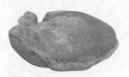

适宜

兔肉

　　两者搭配可强身健体、抗癌防癌。

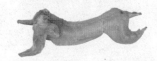

狗肉

　　两者搭配可温补脾胃，益肾助阳。

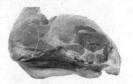

猪肝

　　两者搭配可补血、明目、养肝。

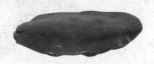

适宜

豆浆

　　两者搭配可促进钙的吸收，增强体质、消除疲劳。

营养在线

　　* 胡萝卜素和维生素A是脂溶性物质，最好与油或肉类一起烹炒或炖煮，才会被人体充分吸收。

　　* 不要过量食用（每餐一根），大量食用会令皮肤的色素发生变化，变成橙黄色。

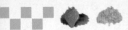

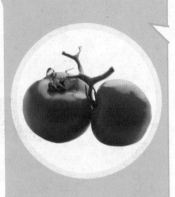

番茄

功效

* 具有抗衰老、防癌抗癌的作用。

* 能有效地预防和辅助治疗动脉硬化。

* 对防治高血压、冠心病、肾病有帮助。

* 可预防便秘。

* 健胃消食、清热解毒。

不宜

土豆
两者搭配会在胃部形成不溶于水的沉淀物，导致食欲不佳，消化不良。

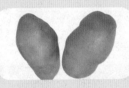

鱼肉
番茄中的维生素C会对鱼肉中铜的释放量产生抑制作用，从而影响人体对铜的吸收。

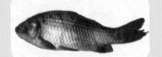

不宜

螃蟹
两者搭配会引起腹泻。

化解办法：用藕节止泻。

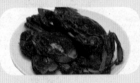

石榴
两者搭配会引起中毒。

化解办法：喝韭菜汁。

芸豆
两者搭配会破坏维生素B_1，降低营养价值。

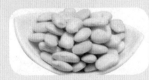

胡萝卜

胡萝卜的分解酶会破坏番茄中所含的维生素C。

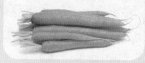

黄瓜

黄瓜中含有分解酶，同食会破坏番茄中的维生素C。

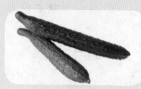

不宜

白酒

两者搭配可导致胸闷、气短。

绿豆

两者搭配易损伤人体的元气。

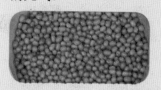

猪肝

猪肝会使番茄中的维生素C氧化脱氧，使其失去原来的抗坏血酸能力。

不宜

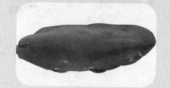

鸡蛋

两者搭配可抗衰老、美容，为机体提供全面营养。

适宜

蜂蜜

两者搭配可养血补血、滋阴生津、利尿降压。

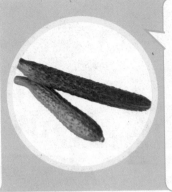

黄瓜

功效

* 黄瓜有清热、解渴、利水、消肿之功效。

* 黄瓜能有效地对抗皮肤老化，减少皱纹的产生。

* 有降血糖、减肥、抗癌的作用。

* 可防止唇炎、口角炎。

辣椒

辣椒中的维生素C会被黄瓜中的分解酶破坏掉。

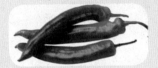

油菜

两者搭配可降低油菜的营养价值。

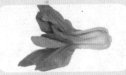

不宜

大枣

黄瓜中的分解酶会破坏大枣中所含的维生素C。

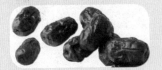

花生

两者搭配可伤害肾脏，并容易引起腹泻。

化解办法：在医生指导下服用藿香正气丸两粒。

不宜

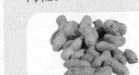

乌鱼

两者搭配可清热利尿、健脾益气、润泽皮肤。

适宜

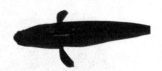

虾米

两者搭配可补益肾脏、清热利水。

木耳

两者搭配可平衡营养、健美减肥、和血。

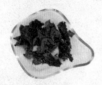

适宜

豆腐

两者搭配可清热解毒、消肿利水、降压、降脂、镇痛。

蒜

两者搭配可可抑制糖类转化为脂肪，降低胆固醇，降脂、减肥。

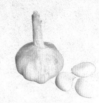

适宜

黄花菜

两者搭配可补虚养血、利湿消肿，对头晕耳鸣、咽喉肿痛、烦渴具有辅助疗效。

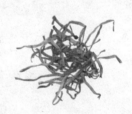

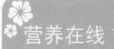

营养在线

＊黄瓜不宜多吃，每天一根（100克左右）。
＊黄瓜尾部有苦味素，可适当吃些。
＊不要经常吃腌制的黄瓜。
＊脾胃虚弱、腹痛腹泻、肺寒咳嗽者应少吃黄瓜。

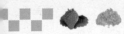

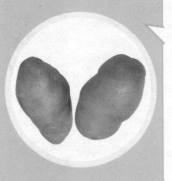

土豆

功效

* 有通便和降低胆固醇的作用，胃病及心脏病患者可适量吃。

* 有助于减肥。

* 具有消炎、消肿，活血化淤的功效。

* 对关节疼痛、皮肤湿疹有辅助治疗作用。

香蕉

两者搭配食用，面部容易生斑。

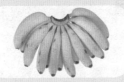

番茄

两者搭配可导致食欲不佳，消化不良。

不宜

石榴

两者搭配容易引起中毒。

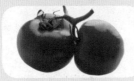

柿子

两者搭配容易产生结石。

不宜

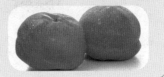

豆角

两者搭配能消除胸膈胀满，对急性肠胃炎、呕吐、腹泻有辅助治疗作用。

适宜

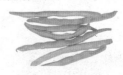

牛肉

两者搭配营养丰富，健脾胃。

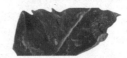

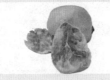

芹菜

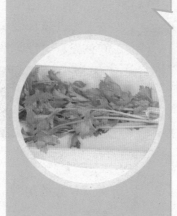

功效

* 有降压功效，对高血压等心脑血管疾病患者有一定辅助疗效。

* 所含的粗纤维可增强胃肠蠕动，促进排便。

* 含铁量高，适用于缺铁性贫血患者。

* 有降血糖作用。

* 可中和尿酸及体内的酸性物质，对痛风患者有好处。

不宜

黄瓜

黄瓜含有维生素C分解酶，两者搭配会破坏芹菜中的维生素C。

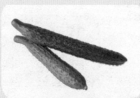

菊花

两者搭配容易引起呕吐。

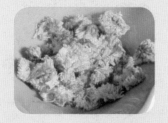

不宜

蚬

芹菜会破坏蚬中所含的维生素B_1。

毛蚶

毛蚶中所含的维生素B_1会被芹菜破坏掉。

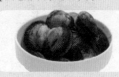

鸡肉

两者搭配容易伤元气。

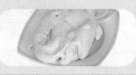

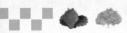

不宜

黄豆

芹菜中的膳食纤维会影响黄豆中铁的吸收。

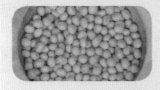

燕窝

两者搭配可影响营养物质的吸收和利用。

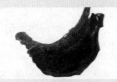

醋

两者搭配可加速钙的溶解，容易损坏牙齿。

海米

芹菜中的膳食纤维会影响人体对海米所含的铁的吸收。

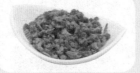

适宜

核桃仁

两者搭配营养丰富，可润发、明目、养血。

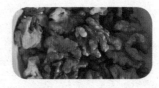

牛肉

两者搭配营养丰富、健美减肥。

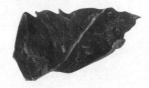

小米

两者搭配可清热止血。

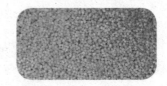

花生

两者搭配可清热止血、平肝润肺、明目、和胃、降压。

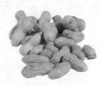

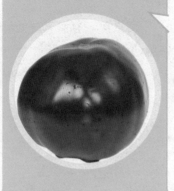

茄子

功效

* 清热活血、消肿止痛。

* 富含维生素P，可软化微细血管，防止小血管出血，对高血压、动脉硬化、咳血、紫癜及坏血病有防治作用。

* 可降低胆固醇。

* 对慢性胃炎、痛经及肾炎水肿有一定治疗作用。

不宜

螃蟹

两者搭配容易引起中毒。

化解办法：吃藕节解毒。

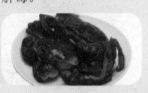

适宜

苦瓜

两者搭配能促进营养物质的吸收，尤其适合心血管病患者食用。

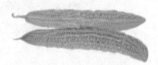

适宜

大米

两者搭配可辅助治疗黄疸型肝炎。

黄豆

两者搭配营养丰富，有较强的补益作用。

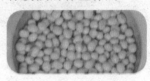

猪肉

两者搭配可辅助治疗紫癜症。

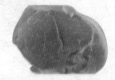

33

南瓜

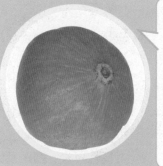

功效

* 对肝脏、肾脏有好处，能增强肝肾细胞的再生能力。

* 所含的果胶、钴对糖尿病患者有好处，可降低血糖。

* 可美容、减肥。

不宜

鲣鱼
两者搭配容易伤肠胃，损正气。

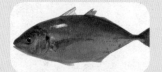

鹿肉
两者搭配可导致中毒。

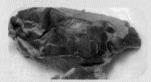

辣椒
南瓜中含有分解酶，两者搭配会降低其营养价值。

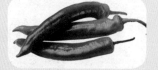

不宜

羊肉
两者搭配易发生黄疸、脚气和胸闷、腹胀。

化解办法：喝甘草水。

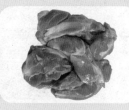

菠菜
南瓜中含有分解酶，会破坏菠菜中的维生素C。

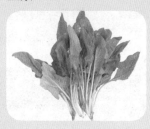

番茄

南瓜中含有分解酶,会破坏番茄中的维生素C。

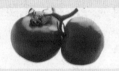

菜花

南瓜中含有分解酶,会破坏菜花中的维生素C。

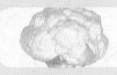

不宜

醋

两者搭配削弱彼此的营养价值,还会危害健康。

猪肉

两者搭配对糖尿病患者有益。

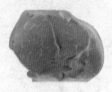

红小豆

两者搭配可润肤、减肥、利尿、消肿。

适宜

绿豆

两者搭配可生津益气,对头晕、心烦、乏力有辅助疗效。

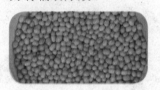

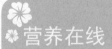

营养在线

* 患有脚气、黄疸者忌食。

* 糖尿病患者可制成南瓜粉以便经常食用。

* 不宜吃久存的老南瓜,以免中毒。

* 表皮烂了的或切开后有异味,如散发出酒精味等不宜食用。

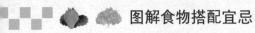
冬瓜

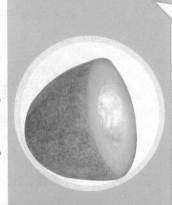

功效

* 清热解暑、利尿，对慢性肾炎水肿、营养不良性水肿、孕妇水肿有一定疗效。

* 可调节人体的代谢平衡。

* 可健美减肥，能使皮肤润泽光滑。

* 有抗衰老的作用。

* 适宜慢性支气管炎、肺脓肿、肠炎、肾炎高血压、冠心病、糖尿病、肥胖症及有各种浮肿症状的患者食用。

不宜

鲫鱼

两者搭配可导致身体脱水。

化解办法：喝空心菜汁。

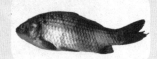

鹿肉

两者搭配会中毒，严重的可致死亡。

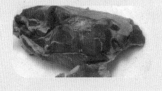

适宜

虾米

两者搭配可利尿、消除水肿、消暑祛湿、解热。

薏仁

两者搭配可健脾补肺、利尿祛湿、健美减肥。

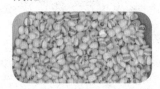

鲢鱼

两者搭配对产后气血亏虚、乳汁不足、面白乏力等有辅助疗效。

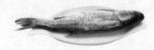

口蘑

两者搭配可降血压、利小便。

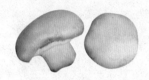

适宜

火腿

两者搭配营养丰富、通利小便。

鸡肉

两者搭配有补中益气、健美减肥、清热利尿、消肿等辅助疗效。

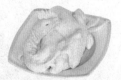

甲鱼

两者搭配生津止渴、除湿利尿、散热解毒、养颜、减肥、明目。

适宜

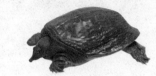

给食材加分

　＊冬瓜适宜采用烧、扒、熬汤等烹饪方法，清煮更清香美味。

　＊用冬瓜瓤煎汤洗脸、洗澡可使人皮肤白皙有光泽。

　＊冬瓜连皮煮成汤服用，有解热利尿效果。

营养在线

　＊冬瓜性寒，体弱、久病者慎食。

　＊阴虚火旺者慎食。

　＊瓜瓤泛黄说明不新鲜，不宜食用。

　＊冬瓜有减肥效果。

　＊对患有冠心病、肾脏病、糖尿病、高血压者有益。

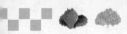

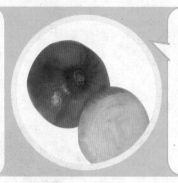

洋葱

功效

＊ 含前列腺素A，对高血压、高血脂和心脑血管病患者有保健作用。

＊ 含有杀菌素，可预防感冒。

＊ 可防治骨质疏松。

＊ 抗癌、抗衰老。

不宜

蜂蜜
两者搭配可损伤视力，严重者会导致失明。

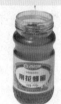

适宜

鸡肉＋咖喱
搭配食用可滋养肝血、润身暖胃、强腰壮骨，增强机体抵抗力。

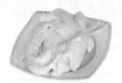

适宜

醋
两者搭配对咽喉肿痛有辅助治疗作用。

红酒
两者搭配可降压、降糖、护心、防癌、抗衰老。

茶叶
两者搭配有减少心脏病的发病率及降低血糖的作用。

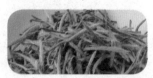

白萝卜

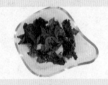

功效

* 可促进胃肠蠕动，有助于通便。

* 可降低血脂、软化血管、稳定血压，预防冠心病、动脉硬化、胆石症等疾病。

* 可健美减肥。

* 有防癌、抗癌的作用。

木耳

两者搭配容易得皮炎。

苹果

两者搭配易产生诱发甲状腺肿大的物质。

菠萝

两者搭配容易诱发或导致甲状腺肿大。

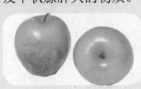

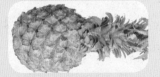

胡萝卜

白萝卜中的维生素C会被胡萝卜中的抗坏血酸酶破坏掉，会使营养价值降低。

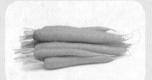

葡萄

两者搭配会在肠道内产生一种可诱发甲状腺肿大的物质。

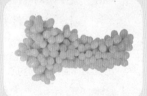

不宜

不宜

羊肉

两者搭配补益作用强，尤其适用体弱、肾虚者。

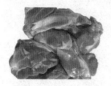

杏仁

两者搭配可治疗咳嗽。

适宜

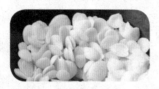

豆腐

两者搭配健脾养胃，有助于营养的吸收。

枸杞子

两者搭配可补五脏、益气血，对气血、血虚者有补益作用。

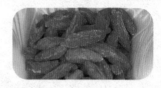

适宜

鸡肉

两者搭配营养丰富，尤其适用于老年人及心血管病患者。

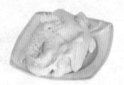

给食材加分

＊ 白萝卜可采用炒、煮、凉拌的烹饪方法做成菜肴。

＊ 可生吃，脆嫩爽口、消食下火。

＊ 白萝卜是做泡菜、酱菜的好食材。

＊ 白萝卜与猪肉炖制味道好，有利于营养物质的吸收和利用。

营养在线

＊脾胃虚寒者慎食。

＊胃及十二指肠溃疡、慢性胃炎、单纯甲状腺肿、子宫脱垂、先兆性流产者忌食。

＊服用西洋参、人参时不要同时吃萝卜，药效相反，起不到补益作用。

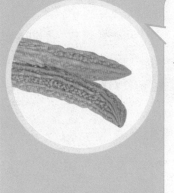

苦瓜

功效

＊ 能增进食欲，加快胃肠蠕动，有助于消化。

＊ 能提高机体免疫力，防癌抗癌。

＊ 清热消暑，有止痒祛痱的作用。

＊ 对糖尿病有辅助治疗作用。

＊ 防止动脉粥样硬化。

＊ 对治疗痢疾、疮肿、眼结膜炎、痱子、脚气病等有很好的食疗效果。

不宜

辣椒

两者搭配可破坏维生素C，降低营养价值。

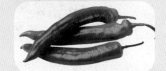

胡萝卜

两者搭配可祛皱美容、养颜护肤。

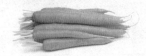

猪肉

两者搭配可清热解暑、明目祛毒。

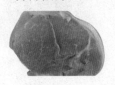

适宜

适宜

鸡蛋

两者搭配可保护视力，防治眼病。

青椒

两者搭配可清心明目、益气壮阳、抗衰老。

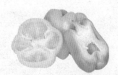

丝瓜

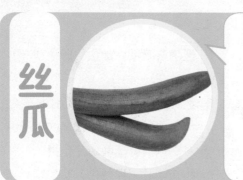

功效

* 可消除斑块、润肤美肤。
* 通经络、行血脉，调理月经。
* 有催乳的功效。

不宜

黄瓜

两者搭配可破坏维生素C的吸收，降低其营养价值。

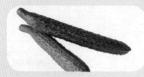

蚕豆

两者搭配可影响人体对蚕豆中所含铁的吸收。

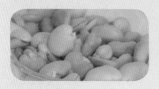

适宜

猪肉

两者搭配可解暑除烦、清热利肠。

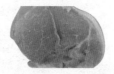

适宜

毛豆

两者搭配可清热祛痰、通便、通乳，对降低胆固醇、维持血管和肌肉的正常功能有一定作用。

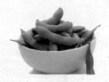

菊花

两者搭配可清热养颜、美肤、除雀斑。

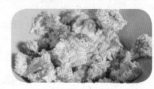

鸡蛋

两者搭配可清热解毒、滋阴润燥、养血通乳。

红薯

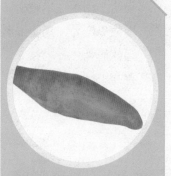

功效

＊ ＊含纤维素比较多，可促进胃肠蠕动，防止便秘，对痔疮、肛裂有辅助疗效。

＊ 对预防直肠癌、结肠癌、乳腺癌有一定作用。

＊ 可抑制胆固醇沉积，保持血管弹性。

＊ 有健美减肥的功效。

鸡蛋
两者搭配不易消化，容易引起腹痛。

螃蟹
两者搭配容易在体内凝成结石。

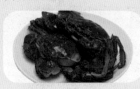

不宜

甲鱼
两者搭配容易在体内凝成结石。

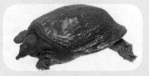

番茄
两者搭配容易引起呕吐、腹痛、腹泻，还可能导致结石病。

不宜

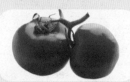

大米
两者搭配可健脾补胃、补虚强体。

适宜

山药

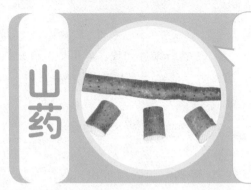

功效

* 可防止动脉过早硬化。
* 增强免疫力，延缓细胞衰老。
* 强健筋骨。
* 有助于减肥。

不宜

鲤鱼
两者搭配可影响营养物质的吸收，伤身。

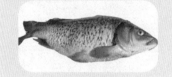

适宜

猪肚
两者搭配可增加营养，补虚弱。

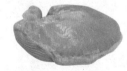

甲鱼
两者搭配滋补作用强，还可润肤、明目。

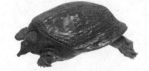

适宜

黑芝麻
两者搭配可补钙，预防骨质疏松症。

玉米
两者搭配可防止维生素C被氧化，有利于营养物质的吸收、利用。

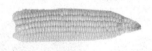

芸豆
两者搭配可养肝护肝，补益作用强。

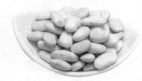

油菜

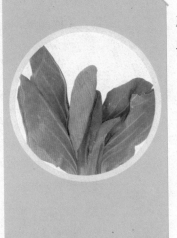

功效

* 可促进血液循环，散血消肿，对产后淤血腹痛、丹毒、肿痛脓疮者有辅助疗效。

* 可提高肝脏的解毒能力，抑制胆固醇合成酶的活性，降低血清胆固醇和血脂的含量，减少人体对胆固醇的吸收。

* 对防治高血脂症、高血压、心脑血管疾病有很好的辅助疗效。

* 健美减肥、护眼明目。

* 可降低胰腺癌发病概率。

不宜

南瓜
两者搭配可分解维生素C，降低油菜的营养价值。

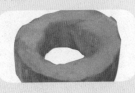

燕窝
两者搭配不利于营养物质的吸收和利用。

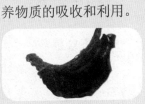

不宜

醋
两者搭配营养会大大降低。

适宜

虾仁
两者搭配可补肾壮阳、祛淤消肿、清热解毒，还可获得更多的钙质。

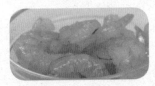

香菇

两者搭配可增强人体免疫力、防癌抗癌。

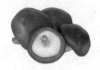

鲜蘑菇

两者搭配可减少人体自由基，增强人体免疫力。

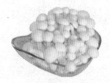

葡萄酒

两者搭配有降脂、降压、预防肠癌的功效。

适宜

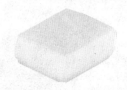

豆腐

两者搭配可清热解毒、生津润燥、止咳利咽。

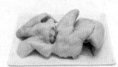

鸡翅

两者搭配有益肝脏、健美皮肤。

大米

两者搭配防便秘、抗衰老、健美、减肥。

适宜

给食材加分

＊ 油菜适于采用烧、扒、炒等烹饪方法，也可做荤、素菜的配料等。

＊ 油菜子可榨成食用油。

＊ 油菜适宜放在阴凉的地方，避免阳光照射。

营养在线

＊吃剩的油菜，过夜后就不要再吃，以免造成亚硝酸盐沉积，易引发癌症。

＊油菜易旺火爆炒，既能保持鲜脆，又可避免营养物质的流失。

小白菜

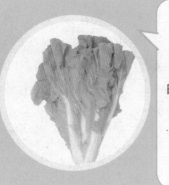

功效
* 能够促进骨骼的发育。
* 加速人体的新陈代谢和增强机体的造血功能。
* 可缓解紧张情绪。
* 健脾利尿。
* 有助于荨麻疹的消退。

不宜

兔肉
两者搭配容易引起腹泻和呕吐。

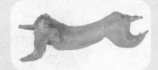

醋
两者搭配会降低小白菜的营养价值。

南瓜
南瓜中含有分解酶，会破坏小白菜中的维生素C。

适宜

虾皮
两者搭配适用于烦热口渴、小便不利等症。

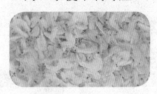

牛肉
两者搭配营养丰富，对脑血管病、软骨病有辅助治疗作用。

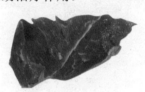

葡萄酒
两者搭配可以预防肠癌。

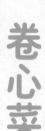

卷心菜

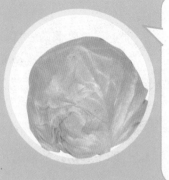

功效

* 防衰老、抗氧化，并可美容护肤。
* 提高人体免疫力，可预防感冒。
* 对孕妇及贫血者有较好的食疗作用。
* 杀菌消炎、增进食欲、促进消化、防止便秘。

不宜

黄瓜
黄瓜中的分解酶会破坏卷心菜所含的维生素C，降低其营养价值。

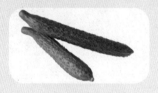

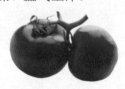

番茄
两者搭配可滋阴润燥、益气生津。

猪肉
两者搭配可润肠胃、补脾、生津。

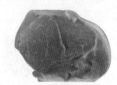

适宜

木耳
两者搭配可滋阴润燥、健胃补脑。

海米
两者搭配可补肾壮腰、健脑健脾，对结石、动脉硬化、便秘、肥胖症有辅助疗效。

适宜

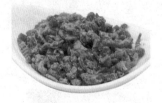

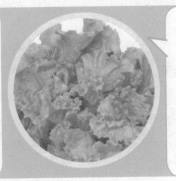

生菜

功效

* 清肝利胆、健脾养胃。

* 清热爽身、消炎镇痛，促进催眠、健美减肥。

* 能促进血液循环，降低胆固醇，对神经衰弱有辅助疗效。

不宜

黄瓜

黄瓜所含的分解酶会破坏生菜中的维生素C。

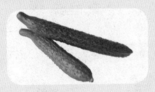

适宜

大蒜

两者搭配可清内热、降压、降脂、降糖。

豆腐

两者搭配滋阴补肾、护肤减肥。

蚝

两者搭配对心脏病、肝病有辅助治疗作用，还可利尿。

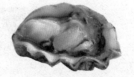

适宜

蘑菇

两者搭配可润燥化痰、利尿、明目、通乳、促进食欲，适用于胸闷、热咳、痰多、吐泻等。

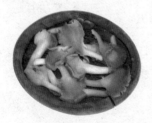

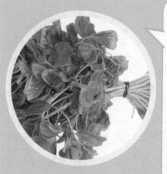

苋菜

功效

* 对牙齿和骨骼的生长有促进作用。

* 能维持正常的肌肉活动，防止肌肉痉挛（抽筋）。

* 促进造血功能、减肥轻身、排毒养颜、防止便秘。

菠菜
两者搭配互相抵触，降低营养价值。

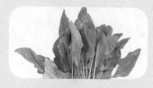

牛奶
两者搭配影响钙的吸收和利用。

不宜

蕨粉
两者搭配会破坏维生素B$_1$的吸收和利用。

甲鱼
两者搭配容易引起身体不适，严重者有生命危险。

化解办法：喝空心菜汁。

不宜

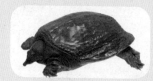

鸡蛋
营养丰富，可增强人体免疫功能。

适宜

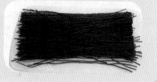

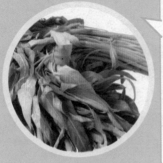

空心菜

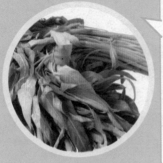

功效

* 含有丰富的粗纤维，可促进肠道蠕动，通便解毒。

* 可预防感染、防暑解热、防治痢疾、防癌。

* 降脂减肥、美颜护肤、洁齿、防龋、除口臭。

不宜

黄瓜
黄瓜所含的分解酶会破坏空心菜所含的维生素C。

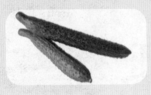

适宜

蜂蜜
两者搭配对便血、尿血、淋浊等有辅助疗效。

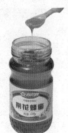

适宜

萝卜
两者搭配可辅助治疗肺热咯血、鼻出血。

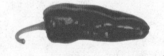

红辣椒
两者搭配可解毒消肿、降压、治头痛。

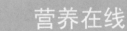

营养在线

* 空心菜性凉，体质虚弱、脾胃虚寒者不宜多吃。

* 肠胃不好的人不宜多吃空心菜。

蕨菜

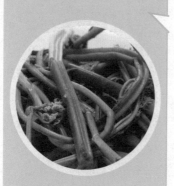

功效

* 蕨菜能清热解毒、杀菌消炎、止泻利尿、下气通便，对痢疾及小便淋漓不尽有辅助疗效。

* 对高血压、慢性关节炎、头晕、失眠、筋骨疼痛等症状有较好的辅助疗效。

* 能扩张血管，降低血压。

* 补脾益气，增强机体抵抗力。

黄豆
两者搭配破坏了维生素B_1，降低营养价值。

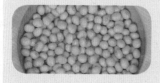

花生
两者搭配破坏了维生素B_1，降低营养价值。

不宜

豌豆
两者同食易引起腹泻。

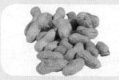

不宜

扁豆
两者搭配不利于营养成分的消化和吸收。

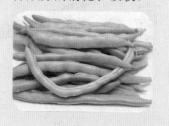

豆腐干
两者搭配滋阴润燥、清热解毒、和胃补肾。

适宜

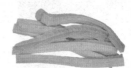

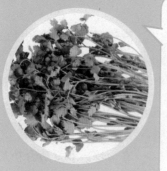

香菜

功效

* 含有许多挥发油，可去除肉类的腥膻味，增加菜肴的鲜美。

* 祛风解毒、健胃、利尿、通便。

* 可促进血液循环。

* 尤适宜于感冒、食欲不振、小儿出麻疹者。

不宜

黄瓜

黄瓜中的分解酶会破坏香菜中的维生素C。

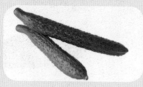

动物肝脏

两者搭配破坏维生素C的吸收和利用。

猪肉

两者搭配可耗气伤神，无补益作用。

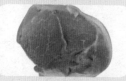

适宜

牛肉

两者搭配可补脾健胃、通气、祛水肿。

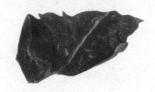

豆腐皮

两者搭配可健胃、祛风寒、除尿臭。

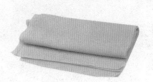

羊肉

两者搭配可固肾壮阳、消食下气、补气血。

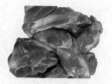

莼菜

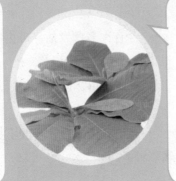

功效

* 清热解毒，能抑制细菌的生长，清胃火、泄肠热。

* 可增强机体免疫力，对贫血、肝炎、肝硬化、某些肿瘤有较强的防治作用。

* 富含锌，非常适合幼儿食用。

不宜

猪油

两者搭配容易引起消化不良、腹痛、腹泻。

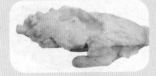

羊油

两者搭配容易引起消化不良、腹痛、腹泻。

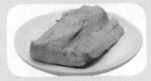

牛油

两者搭配容易引起消化不良、腹痛、腹泻。

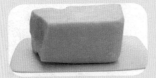

适宜

鲫鱼

两者搭配可和胃调中、消炎解毒、泻火。

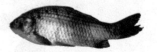

豆腐干

两者搭配营养丰富、清热除烦。

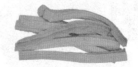

营养在线

*忌用铁锅烹饪。

*孕妇、产妇及妇女经期应少食。

菜花

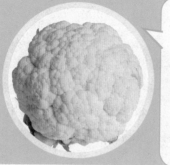

功效

＊ 爽喉、开音、润肺。

＊ 常食可以减少乳腺癌、直肠癌及胃癌的发病概率。

＊ 能够减少心脏病及中风的危险。

不宜

黄瓜

黄瓜中的分解酶会破坏菜花所含的维生素C，降低营养价值。

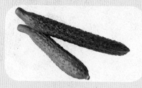

牛奶

两者搭配影响钙的消化和吸收。

猪肝

两者搭配降低人体对营养物质的吸收和利用。

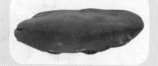

适宜

口蘑

两者搭配可增进食欲、缓解疲劳。

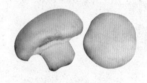

鲜蘑菇

两者搭配利肠胃、壮筋骨、降血脂。

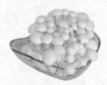

番茄

两者搭配对胃溃疡、便秘、皮肤化脓、牙周炎有辅助疗效。

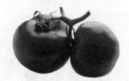

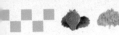

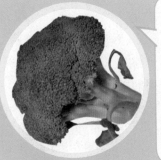

西蓝花

功效

＊ 能提高机体免疫力，增强肝脏的解毒能力，预防感冒及坏血病的发生。

＊ 能使血管壁加强，不容易破裂。

＊ 防癌抗癌，长期食用可减少乳腺癌、直肠癌及胃癌等癌症的发病率。

牛奶

两者搭配影响人体对牛奶中钙质的吸收和利用。

不宜

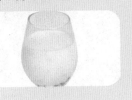

香菇

两者搭配可健胃利肠、补肝抗癌、降低血脂。

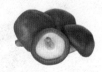

口蘑

两者搭配可润肺化痰，增进食欲、缓解疲劳。

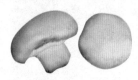

适宜

鸽蛋

两者搭配可防癌、抗癌。

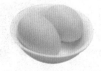

适宜

胡萝卜

两者搭配可预防消化系统疾病。

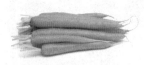

番茄

两者搭配可增强防癌、抗癌功效。

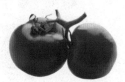

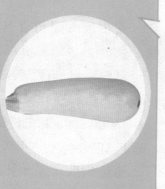

西葫芦

功效

＊ 清热利尿、除烦止渴、散结消肿、润肺止咳。

＊ 可增强机体免疫力，防病毒、抗肿瘤。

＊ 辅助治疗水肿、腹胀、烦渴、疮毒、肾炎、肝硬化腹水等。

＊ 润肤、美肤。

不宜

番茄

番茄中的维生素会被西葫芦中的维生素分解酶破坏。

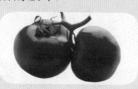

适宜

贻贝（北方称海虹）

两者搭配可清暑利湿、滋阴补虚。

适宜

鸡蛋

两者搭配可补充优质蛋白。

洋葱

两者搭配可提高机体免疫力，降压、降糖。

韭菜

两者搭配可祛风解表。

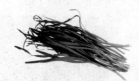

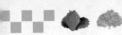
茼蒿

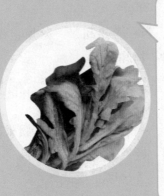

功效

＊ 宽中理气、消食开胃，增进食欲。

＊ 通腹利肠，有助于肠道蠕动，防止便秘。

＊ 养心安神、稳定情绪，降压补脑，防止记忆力减退。

＊ 通利小便，消除水肿。

不宜

胡萝卜

两者搭配可破坏维生素C，降低营养价值。

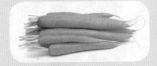

醋

两者搭配功效相反，不宜同食。

马齿苋

两者搭配影响人体对茼蒿中钙、铁的吸收。

适宜

鸡蛋

两者搭配可安神、降压、止渴，尤适用于咳嗽、咳痰、头晕脑胀者。

猪心

两者搭配可降压补脑、开胃健脾，适用于头昏失眠、神经衰弱者。

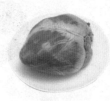

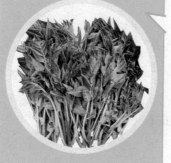

香椿

功效

* 健脾开胃、增加食欲。

* 清热、利尿，可辅助治疗肠炎、痢疾、泌尿系统感染等病症。

* 补阳滋阴，抗衰老，对不孕不育症有一定疗效。

* 解毒、杀虫。

不宜

动物肝脏
两者搭配破坏维生素C的吸收和利用。

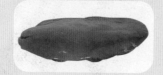

适宜

豆腐
两者搭配可益气和中、护肤美容。

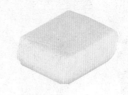

鸡蛋
两者搭配可滋阴润燥，增强人体抵抗力。

给食材加分

* 香椿要吃早、吃鲜、吃嫩，在谷雨前吃最佳。

* 香椿吃法很多，有炒、凉拌、熬汤，还可做馅。

* 炒制时要急火快炒，既可保持菜的鲜嫩，又能减少营养物质的流失。

* 香椿不仅营养丰富，且具有较高的药用价值。

营养在线

* 香椿为发物，多食容易使痼疾复发，有慢性疾病者、年老体弱者慎食。

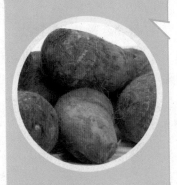

芋头

功效

* 能增强人体免疫力，防癌、抗癌。

* 洁齿防龋，保护牙齿。

* 益胃宽肠、通便止泻，对便秘、痢疾有一定的疗效。

* 补益肝肾、解毒散结、调节中气、化痰止咳。

不宜

香蕉

两者搭配易引起腹胀。

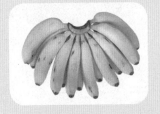

适宜

猪肉

两者搭配可滋阴润燥、养胃益气，对糖尿病有辅助疗效。

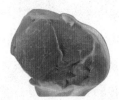

适宜

大枣

两者搭配可补血、健脾、益气、护肤。

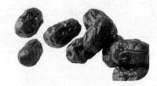

鲫鱼

两者搭配可辅助治疗脾胃虚弱、虚劳乏力。

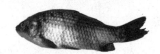

大米

两者搭配可辅助治疗气虚、食欲不振。

莲藕

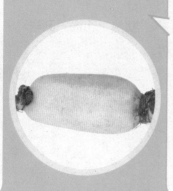

功效

* 莲藕含铁量高，适宜缺铁性贫血患者食用。

* 生藕能祛淤清热、除烦解渴、止血健胃。

* 熟藕健脾开胃、补心生血。

* 对治疗肝病、便秘、淤血、吐血、尿血、便血症状有益。

猪肉

两者搭配可健脾胃、滋阴血、除烦热。

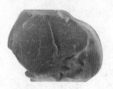

鳝鱼

两者搭配可强肾壮阳。

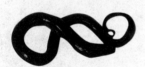

适宜

大米

两者搭配可健脾益血、开胃止泻。

生姜

两者搭配可辅助治疗心烦口渴、呕吐不止。

适宜

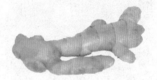

营养在线

*煮藕时宜用沙锅，忌用铁锅，以免发黑。

*产妇不宜过早食用莲藕（宜产后4周后食用）。

*不宜吃生莲藕，以免染上病菌。

*莲藕性偏凉，脾胃虚弱者慎食。

茭白

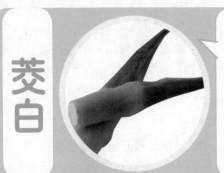

功效

* 祛热、止渴、利尿，尤适宜夏季食用。

* 退黄疸、通乳汁，对黄疸型肝炎及产后少乳有一定疗效。

* 解酒。

不宜

豆腐
两者搭配易得结石病。

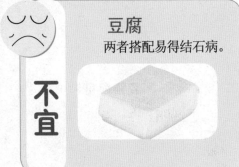

适宜

鸡蛋
两者搭配可滋阴补虚、利尿通便、养颜美容、开胃解酒。

猪肝
两者搭配可除烦、补肝。

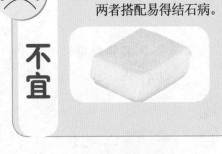

芹菜
两者搭配可消除炎症，对肝炎患者有益。

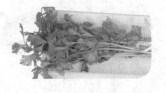

营养在线

* 茭白含有较多的草酸，其钙质不容易被人体吸收，凡患肾脏疾病、尿路结石或尿中结晶较多者慎食。

* 茭白性凉，脾胃虚寒、滑精腹泻者忌食。

莴笋

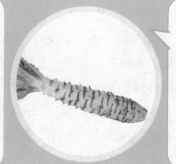

功效

* 可改善消化功能，促进食欲。

* 改善肝脏功能，有助于抵御风湿性疾病和痛风。

* 有利于排尿及消除紧张情绪，帮助睡眠。

不宜

蜂蜜
两者搭配对肠胃不利，容易引发腹泻。

奶酪
两者搭配容易引起消化不良和腹痛、腹泻。

燕窝
两者搭配不利于营养成分的吸收和利用。

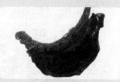

适宜

猪肉
两者搭配可补脾益气，促进食欲，生津液、通乳汁。

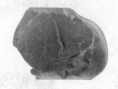

蒜苗
两者搭配可通经脉、强筋骨、利五脏、开胸膈、洁齿明目、清热解毒，可辅助治疗高血压。

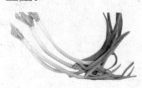

香菇
两者搭配可降压降脂、利尿通便。

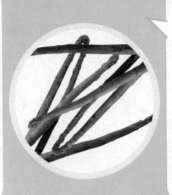

芦笋

功效

＊ 清凉、消暑、止渴、利尿，对心脏病、高血压、水肿、膀胱炎、排尿困难等有辅助疗效。

＊ 叶酸含量丰富。

＊ 对肾炎、胆结石、肝功能障碍患者均有益，还能健美减肥。

＊ 防癌、抗癌。

不宜

羊肝

两者搭配可破坏羊肝中的维生素A，产生有害物质。

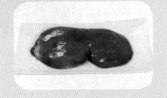

适宜

海参

两者搭配对各种癌症均有辅助治疗作用。

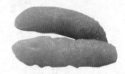

色拉油

两者搭配可消除疲劳，促进肠胃蠕动，养肤、护肤。

黄花菜

两者搭配可养血、止血、除烦。

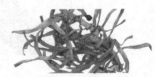

适宜

银杏

两者搭配对心脑血管病、癌症、咳喘、便秘均有辅助疗效。

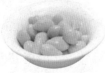

竹笋

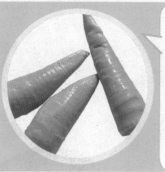

功效

* 滋阴凉血、清热化痰、解渴除烦、利尿通便、养肝明目。

* 帮助消化，防止便秘。

* 降脂减肥，尤其适宜高脂血症、肥胖和习惯性便秘的人。

豆腐

两者搭配会破环营养，并容易产生结石。

红糖

两者搭配容易产生对人体不利的物质——赖氨酸糖基。

不宜

羊肉

两者搭配容易引起腹痛。

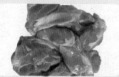

糖浆

两者搭配容易中毒。

化解办法：喝绿豆汁解毒。

胡萝卜

两者搭配会破坏类胡萝卜素，降低营养价值。

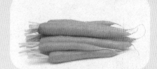

羊肝

两者搭配容易中毒。

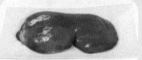

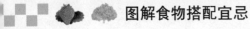

鸡肉

两者搭配可益气、补精、暖胃、填髓。

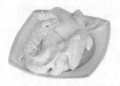

香菇

两者搭配有明目、利尿、降血压之功效。

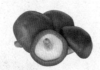

适宜

猪肉

两者搭配可清热化痰、益气解渴、健脾补胃。

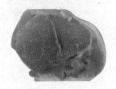

鲫鱼

两者搭配辅助治疗小儿麻疹、风疹及水痘。

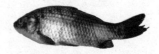

鲍鱼

两者搭配滋阴益精、清热利尿，对体热、干咳及白内障有辅助疗效。

适宜

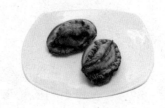

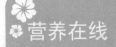 营养在线

＊鲜笋存放时不要剥壳，否则会失去原有的清香味。

＊食用前应先用开水焯一下，以去除草酸。

＊儿童不宜多食竹笋。

＊有尿路结石者不宜吃竹笋。

＊有些人可能对竹笋过敏。

青椒

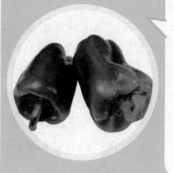

功效

＊ 温中下气、散寒除湿。

＊ 增进食欲、帮助消化，防止便秘。

＊ 可防治坏血病，对牙龈出血、贫血，血管脆弱有辅助疗效。

＊ 能增强体力，缓解疲劳。

不宜

黄瓜

黄瓜所含的分解酶会破坏青椒中的维生素C，降低营养价值。

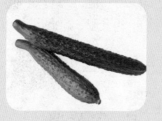

适宜

虾皮

两者搭配可健脑益智，对食欲不振、消化不良有辅助疗效。

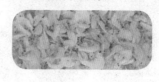

大米

两者搭配对牙龈出血有辅助疗效。

适宜

绿豆芽

两者搭配可清热开胃、利尿消肿，能提供丰富的维生素C。

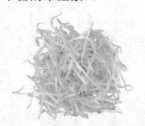

营养在线

＊ 青椒不宜一次吃得过多。

＊ 有食道炎、溃疡、咳喘、咽喉肿痛、痔疮者忌食。

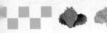
蒜苗

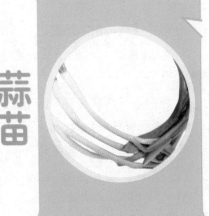

功效

* 对病原菌和寄生虫有良好的杀灭作用。

* 可预防流感，防止伤口感染，对感染性疾病有一定疗效。

* 有明显的降血脂作用。

* 可预防冠心病和动脉硬化，并可防止血栓的形成。

* 保肝护肝、防癌抗癌。

不宜

鸡蛋

两者搭配易生结石。

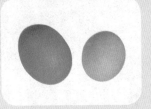

适宜

豆腐干

两者搭配有益气、杀菌、健脾胃，并有抑制癌细胞的功效。

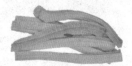

适宜

木耳

两者搭配益气凉血、养胃润肺、降脂减肥、凉血。

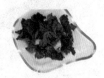

腊肉

两者搭配营养丰富，味道醇厚。

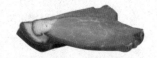

营养在线

* 蒜苗含有辣素，消化功能不佳的人慎食。

芦荟

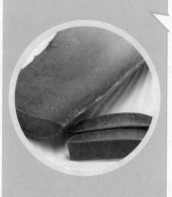

功效

* 能提高机体抗病能力，对高血压、痛风、哮喘、癌症等有辅助治疗作用。

* 有消炎、修复胃黏膜和止痛作用，有利于胃炎、胃溃疡的治疗。

* 对烧伤、烫伤有一定疗效。

* 有降血糖、美容减肥、防便秘等功效。

不宜

动物肝脏
两者搭配可破坏维生素C的吸收。

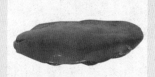

猪肚
两者搭配会导致清火与温补功能相反，不利于营养吸收。

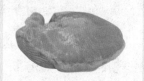

适宜

木耳
两者搭配可清热通便、杀虫，并对糖尿病有辅助疗效。

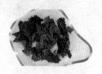

南瓜
两者搭配可养颜美容、健美减肥。

醋
两者搭配可提高抗病能力，缓解紧张情绪。

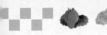

豌豆

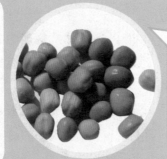

功效

* 理中益气、补肾健脾、除烦止渴、生精髓、利五脏。

* 抗菌消炎，增强新陈代谢。

* 防便秘、防癌、抗癌。

不宜

碱性食物（蔬菜、奶类、水果）

搭配食用会破坏维生素B_1，降低营养价值。

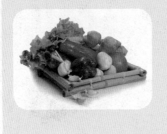

适宜

大米

两者搭配可生津止渴、和中下气、利尿通乳、解疮毒。

猪蹄

两者搭配有催乳作用。

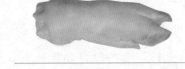

适宜

蘑菇+腐竹

搭配食用对糖尿病、冠心病、体弱久病者有辅助疗效。

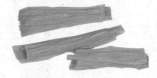

营养在线

* 豌豆不宜食用过多，否则会引起腹胀、腹泻。

* 脾胃虚弱者慎食，以免引起消化不良。

扁豆

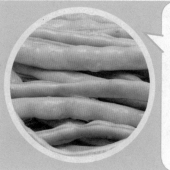

功效

＊ 健脾胃，增进食欲。

＊ 益气健脾、消暑化湿、调和脏腑。

＊ 对皮肤瘙痒、急性肠炎等有辅助疗效。

不宜

柑橘
两者搭配容易导致高钾血症。

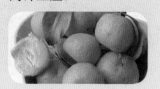

适宜

大米
两者搭配可清热止咳、健脾养胃。

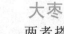

大枣
两者搭配可治疗百日咳。

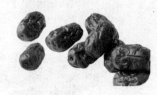

适宜

羊肉
两者搭配有补益作用。

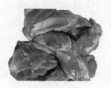

山药
两者搭配营养丰富，可养肝护肝。

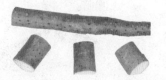

鸭肉
两者搭配可滋阴补虚、养胃益肾、清热利湿。

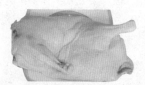

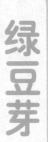

绿豆芽

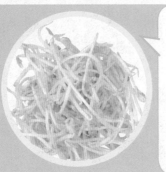

功效

* 清热解毒、利尿除湿、洁牙齿。

* 降压、降脂，预防心脑血管疾病。

* 能促进消化吸收，防治便秘。

* 抗癌、防癌，防治坏血病。

不宜

黄瓜

两者搭配会破坏维生素C的吸收和利用。

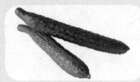

猪肝

猪肝中的铜会氧化绿豆芽中的维生素C，会降低其营养。

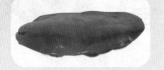

适宜

猪肚

两者搭配可增强机体免疫力，具有抗癌功效。

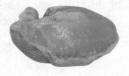

鸡肉

两者搭配可降压降脂，对心脑血管疾病有辅助疗效。

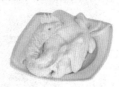

鲫鱼

两者搭配可补虚、解热毒、防便秘、健美减肥。

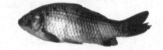

营养在线

*最好凉拌食用。炒时要急火快炒，再适当加些醋，防止营养物质流失。

平菇

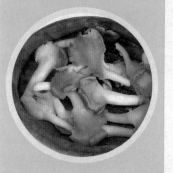

功效

* 具有免疫特性，对肿瘤细胞有抑制作用。

* 有抗病毒作用，能抑制病毒素的合成和增殖。

* 可改善人体新陈代谢，调节植物神经，对肝病、胃病、软骨病等有辅助疗效。

* 降压降脂，并对更年期综合征有辅助疗效。

* 追风散寒、舒筋通络，对腰腿疼痛、手足麻木等症状有辅助疗效。

不宜

鹌鹑肉

两者搭配容易引起痔疮。

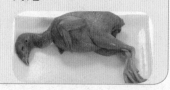

适宜

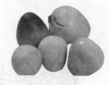

草菇

两者搭配营养丰富、降压降脂、抗癌。

适宜

口蘑

两者搭配营养丰富、降压降脂、抗癌。

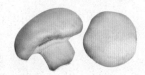

适宜

韭黄

两者搭配对心血管病及肥胖症有辅助疗效。

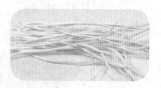

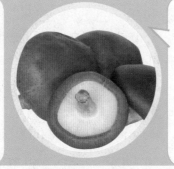

香菇

功效

＊ 健脾益胃、益智安神、补肝肾、美容颜。

＊ 降压降脂，促进体内钙的吸收，增强人体免疫力。

＊ 预防感冒、防癌抗癌、健美减肥。

不宜

鹌鹑肉

两者搭配容易引起痔疮。

黄豆

两者搭配可益气补虚、健脾和胃。

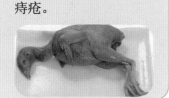

适宜

荸荠

两者搭配可清热生津、调理脾胃。

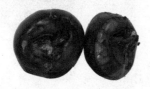

口蘑

两者搭配可滋补脾胃、清神降压、消食化痰、护肤、抗癌。

适宜

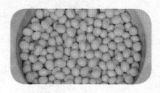

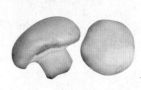

猪肉

两者搭配可滋补肝肾，防治糖尿病。

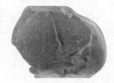

豆腐

两者搭配可降压降脂、预防心脑血管疾病。

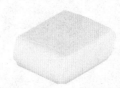

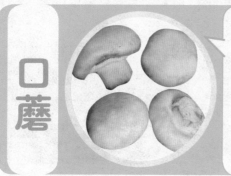

口蘑

功效

* 降压降脂、调节甲状腺功能，提高免疫力。

* 可辅助治疗由病毒引起的疾病。

* 预防便秘、排毒养颜、减肥，对糖尿病、大肠癌有辅助疗效。

不宜

鹌鹑肉
两者搭配容易引起痔疮。

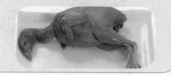

适宜

豌豆
两者搭配对糖尿病、冠心病及久病体虚者有辅助疗效。

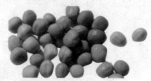
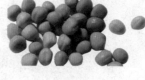

适宜

鸡蛋
两者搭配营养丰富，尤适合久病体虚者、孕妇食用。

平菇
两者搭配可降压、降脂、抗癌。

猪肉
两者搭配可补脾益气、润燥化痰。

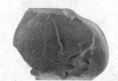

豆腐
两者搭配可降压、降脂、降糖，促进血液循环。

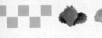

草菇

两者搭配可降压、降脂、抗癌，对心血管病及肥胖症有益。

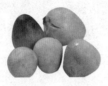

适宜

腐竹

两者搭配可补气益胃，对心脑血管有一定保护作用。

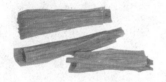

扁豆

两者搭配可补气益胃、理气化痰、明目、护肤。

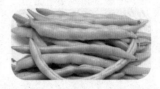

适宜

蛋白

两者搭配可滋阴润燥、补气益胃。

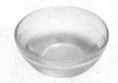

给食材加分

＊ 口蘑味道鲜美，口感细腻软滑，既可炒食，又可焯水凉拌，还可熬汤食用。

＊ 购买口蘑，应选形状规整、色泽黄中透白、肉质有弹性的。

＊ 制作口蘑前先用沸水焯一下，口感会更好。

营养在线

＊ 最好吃鲜蘑，口感好，更有营养。

＊ 袋装口蘑及罐装口蘑食用前一定要多清洗几次，以去掉其含有的化学物质。

＊ 存放时间过长或发黏的口蘑不宜食用。

＊ 有过敏史的人慎食口蘑。

＊ 隔夜的熟口蘑不宜再吃，对身体不利。

＊ 口蘑应现吃现买，不宜久存。

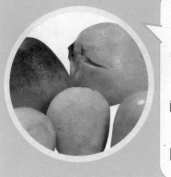

草菇

功效

* 滋阴壮阳、消食祛热、护肝健胃、通乳汁、解毒。

* 有提高机体免疫力，降低胆固醇，抗癌功效。

* 可防治坏血病，促进伤口愈合，降低血糖。

不宜

鹌鹑肉

两者搭配容易引起痔疮。

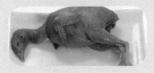

适宜

腐竹

两者搭配可清热解毒、补脾益气、补脑安神。

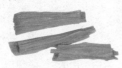

油菜

两者搭配可降压、降脂、减肥，对心脑血管有益。

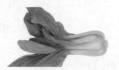

适宜

豆腐

两者搭配适宜于脾胃虚弱、食欲不振者吸收营养，对高血压、高血脂有辅助疗效。

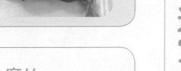

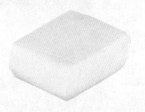

 营养在线

* 无论是鲜品或是干品草菇，都不宜长时间在水中浸泡，以免影响口感和营养流失。

* 为清除草菇上的残留农药，可用食用碱水冲洗。

PART 2

常见食物的搭配

77

金针菇

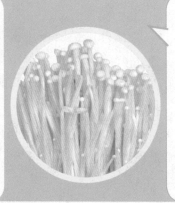

功效

* 可促进儿童智力发育。

* 促进身体新陈代谢，有利于食物中的各种营养素的吸收和利用。

* 降压、降脂、减肥。

* 能有效地预防肝脏病、胃及肠道溃疡。

* 抗菌消炎、抗肿瘤。

不宜

鹌鹑肉
两者搭配容易引起痔疮。

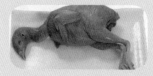

驴肉
两者搭配会引起心痛，严重时会危及生命。

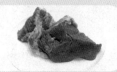

适宜

豆腐
两者搭配可降压、降脂、降糖、抗肿瘤。

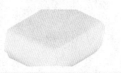

适宜

萝卜
两者搭配对心脑血管疾病、记忆力差及消化不良有辅助疗效。

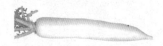

鸡肉
两者搭配可填精补髓、活血调经、益智安神、养肝、健胃、润肠。

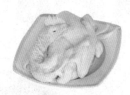

木耳

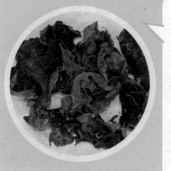

功效

* 养血驻颜，可防治缺铁性贫血。

* 清胃涤肠，能排除体内杂质；对胆结石、肾结石等有化解的功能。

* 能预防血栓，防治动脉粥样硬化和冠心病。

* 防癌、抗癌。

咖啡
两者搭配可降低人体对钙的吸收。

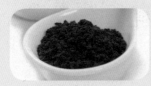

茶
两者搭配会降低人体对铁的吸收。

不宜

麦冬
两者搭配会引起胸闷。

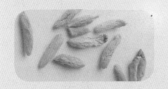

田螺
两者搭配容易中毒。
化解办法：用莲房解毒。

不宜

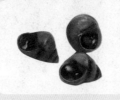

豇豆
两者搭配适宜糖尿病、高血压、心脏病等患者食用。

适宜

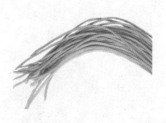

咸鸭蛋

两者搭配可滋肾补脑，对于头晕及用脑过度者有补益作用。

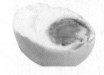

黄豆

两者搭配可滋补强身，适合久病体虚及年老体弱者。

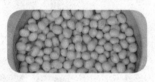

绿豆

两者搭配可清热凉血、活血降压、益气除烦。

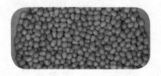

猪脑

两者搭配可滋肾补脑、益智安神，可辅助治疗眩晕等症。

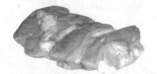

适宜

猪腰

两者搭配对久病体弱、肾虚、腰背痛有辅助疗效。

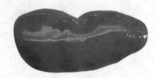

豆腐

两者搭配可养胃润肺、凉血止血、降压、降脂、降糖、减肥。

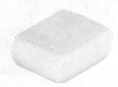

红糖

两者搭配可补血、温胃暖身。

适宜

营养在线

＊ 刚采摘下来的鲜黑木耳含有毒素，不可立即食用。

＊ 木耳有活血抗凝作用，有出血性疾病的人忌食。

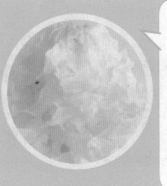

银耳

功效

＊ 补脾开胃、益气清肠、安眠健胃、滋阴润燥，对阴虚火旺者有辅助疗效。

＊ 养颜护肤、健美减肥。

＊ 防癌、抗癌，能够增强肿瘤患者对放疗、化疗的耐受力。

不宜

菠菜
两者搭配易生成难溶性化合物。

适宜

菊花
两者搭配可镇静、解毒、益气。

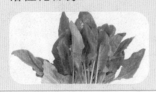

百合
两者搭配对失眠、健忘焦虑、多梦等有辅助疗效。

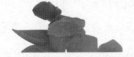

适宜

木耳
两者搭配可补肾、润肺、生津、护肤，对体虚、肾虚有辅助疗效。

咸鸭蛋
两者搭配可滋肾补脑，对记忆力减退、用脑过度、头晕等有辅助疗效。

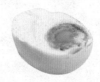

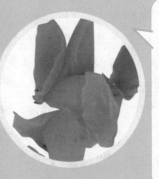

百合

功效

＊ 解渴润燥，对病后体弱、神经衰弱有辅助疗效。

＊ 润肺、清心、调中，常用于白血病、肺癌、鼻咽癌等的辅助治疗。

＊ 可止咳、止血、开胃、安神，能抑制肿瘤细胞的增长。

不宜

猪肉

两者搭配会引起中毒反应。

化解办法：服用韭菜汁。

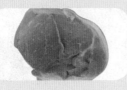

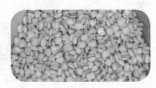

适宜

薏仁

两者搭配可清凉祛暑。

杏仁

两者搭配可润肺止咳、祛痰利湿。

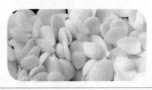

适宜

银耳

两者搭配可清热生津、解暑消烦、利咽润肠。

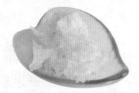

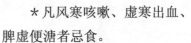 营养在线

＊凡风寒咳嗽、虚寒出血、脾虚便溏者忌食。

＊新鲜的百合营养价值高。

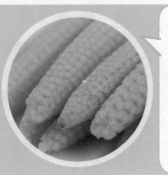

玉米笋

功效

* 平肝利胆、止血降压。

* 对食欲不振、肝炎、水肿、尿道感染等疾病有辅助疗效。

* 可健脑、抗衰老，防止便秘、预防直肠癌的发生。

适宜

木瓜
两者搭配可舒筋活络。

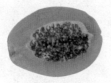

番茄
两者搭配有助于排出体内废物。

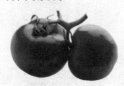

蘑菇
两者搭配可杀菌消炎。

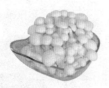

给食材加分

* 吃玉米笋应把胚尖全部吃掉，因为玉米笋的全部营养都集中在这里。

* 玉米笋虽然能生吃，但熟吃更佳。烹饪虽然损失了部分维生素C，却获得了更有营养价值的更高的抗氧化剂活性。

营养在线

* 发霉的玉米笋不可食用，会产生黄曲霉菌，多食有致癌作用。

* 玉米笋不宜多食，每次100克为宜。

* 太青、太嫩的玉米笋不宜吃，口感不好，而且营养价值也不高。

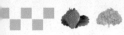
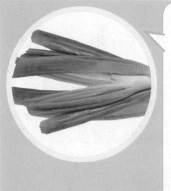

大葱

功效

＊ 利肺通阳、发汗解表、通乳止血、定痛疗伤。

＊ 对腹痛、关节炎、痢疾、便秘等有一定的辅助疗效。

＊ 可预防老年痴呆症、降压、降脂。

＊ 富含维生素C，有舒张小血管，促进血液循环的作用。

不宜

公鸡肉

两者搭配易生火热而伤人。

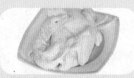

大枣

两者搭配可令人五脏不和。

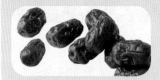

豆腐

两者搭配易形成草酸钙，不利身体健康。

适宜

大米

两者搭配对安胎、治感冒有辅助疗效。

海参

两者搭配可发汗解表、养血润燥。

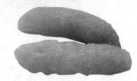

羊肉

两者搭配可祛风散寒。

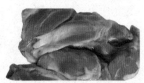

芥菜

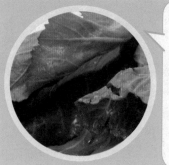

功效

* 解表利尿、宽中化痰、利肠开胃、散寒温中。

* 多被加工成腌菜，香气横溢、味道鲜美，但不宜多吃。

不宜

鲫鱼
两者搭配可引发水肿。

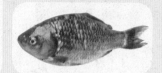

适宜

醋
两者搭配，外敷，可治跌打淤血。

生姜＋饴糖
搭配食用可治肺寒咳嗽、痰多胸闷。

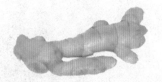

适宜

甜杏仁＋白糖
两者搭配可治风寒咳嗽、久咳不止。

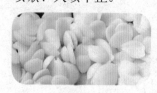

豆腐
两者搭配可补虚益气、健脑益智、清热降压。

营养在线

* 芥菜子可当中药用，又可用作调味品。

* 芥菜辛热，阴虚火旺者慎食。

Two 肉蛋类、动物肝脏类

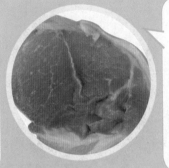

猪肉

功效

* 可为人体提供优质蛋白和必需的脂肪酸。

* 补肾养血、滋阴润燥、益气，对燥咳热病伤津、消渴、赢瘦、便秘有辅助疗效。

不宜

茶
两者搭配容易引发便秘。

田螺
两者搭配易伤肠胃。

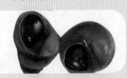

羊肝
两者搭配易产生怪味。

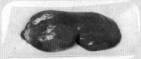

不宜

豆类
两者搭配可导致腹胀、气滞，影响营养成分的吸收。

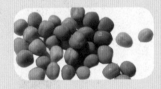

甘草
两者搭配容易引起中毒。

化解办法：喝绿豆汤。

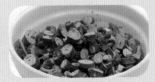

乌梅
两者搭配会引起中毒。

化解办法：用地浆水治疗。

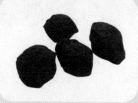

杏仁
两者搭配会引起腹痛。

 不宜

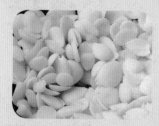

杨梅
两者搭配降低人体对其所含的营养物质的吸收和利用，甚至中毒。

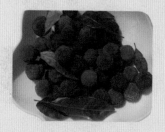

菱角
两者搭配容易引起腹痛。

不宜

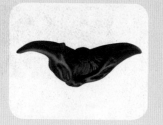

白萝卜
两者搭配可健胃消食、化痰、顺气、利尿、通便、解酒、润肤。

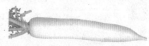

适宜

苦菜
两者搭配适用于阴虚咳嗽、便秘、痢疾、黄疸、消渴等症。

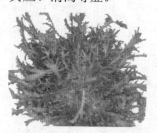

荠菜

两者搭配益肾气、补心脾、降血压。

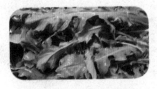

黄花菜

两者搭配对久病体虚及夜盲症有辅助疗效。

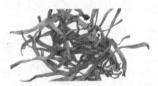

适宜

豆苗

两者搭配可利尿、止泻、消肿、助消化、护肤养颜。

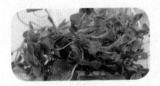

大蒜

两者搭配可促进血液循环，消除疲劳，增强体质。

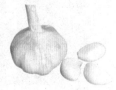

薏仁

两者搭配可清热解毒、祛斑。

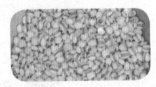

芡实

两者搭配可辅助治疗神经痛、关节痛等虚弱症。

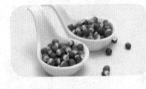

适宜

枸杞子

两者搭配可清热解毒、护肤美容。

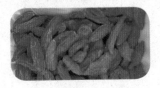

发菜

两者搭配可辅助治疗便秘。

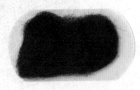

牛肉

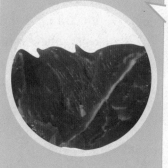

功效

* 补中益气、滋养脾胃、化痰、止渴，对贫血、面黄、目眩者有益。

* 能提高机体抵抗力，对生长发育、补充失血、修复组织等方面有辅助疗效。

* 寒冬食用牛肉，有暖胃作用，为寒冬补益佳品。

不宜

红糖

两者搭配容易引起腹胀。

猪肉

猪肉性寒，牛肉性温，功能相抵触，不能同食。

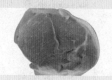

白酒

两者搭配容易上火，会引起牙龈发炎。

不宜

鲶鱼

两者搭配容易引起中毒。

化解办法：用人乳或豆豉汁解毒。

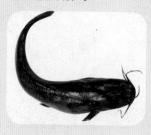

适宜

蚕豆

两者搭配可清热利湿、益气强筋。

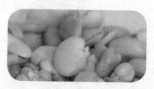

 大葱
两者搭配对风寒感冒、头痛鼻塞、面目水肿有辅助疗效。

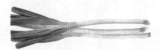

生姜
两者搭配可化痰止咳、解表散寒，对风寒感冒、头痛、咳嗽有辅助疗效。

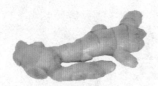

适宜

白萝卜
两者搭配可清热解毒、健脾养胃、止咳止痢，对夜盲症、眼病及皮肤干燥有辅助疗效。

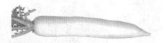

 鸡蛋
两者搭配可促进血液的新陈代谢，延缓衰老。

适宜

洋葱
两者搭配可祛风发汗、补脾胃、发汗、消食、杀菌，有助于睡眠。

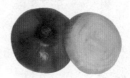

给食材加分

＊ 牛肉食用方法很多，炖、炒、炸，做馅包包子、烙馅饼，制作牛肉干等。

＊ 炖牛肉时一定要煮开后换水，可使肉质更鲜美、更卫生。

＊ 炖牛肉时水要一次加足，忌中途加水，特别是加冷水，那样会使肉质变老，也会使营养成分流失。

羊肉

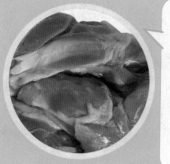

功效

＊ 益气补虚，促进血液循环，增强御寒能力。

＊ 有补肾壮阳的功效。

＊ 可增加消化酶，保护胃壁，帮助消化。

不宜

红小豆
两者搭配会引起中毒。

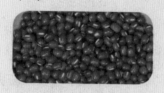

奶酪
两者搭配会产生不良反应。

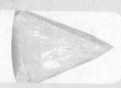

醋
两者搭配不利于活血功效的发挥。

不宜

茶
两者搭配容易导致便秘。

梨
两种食物性味相反，会引起消化不良。

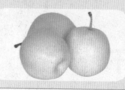

适宜

姜
两者搭配可驱寒保暖，辅助治疗脘腹寒痛。

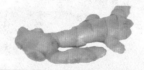

狗肉

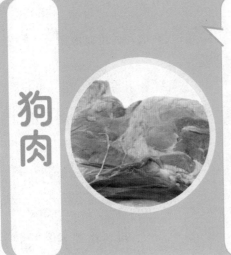

功效

＊ 狗肉温肾助阳、壮力气、补血脉。

＊ 可增强人体抵抗力，提高消化功能，促进血液循环，还能改善性功能。

＊ 能辅助治疗心脑缺血性疾病，调整血压。

＊ 能增强人体御寒能力，对老年人虚弱症、四肢厥冷、精神不振有辅助疗效。

不宜

姜
两者搭配容易引起腹痛。

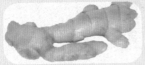

大蒜
两者搭配会刺激肠胃黏膜。

鲤鱼
两者搭配容易上火。

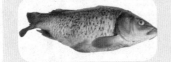

不宜

茶
两者搭配易使人体吸收有毒及致癌物质。

适宜

芝麻
两者搭配可填精壮肾、补益五脏。

兔肉

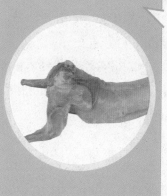

功效

＊ 滋阴凉血、解毒去热、益气润肤、健脑益智。

＊ 对儿童的大脑和其他器官的发育极为有益。

＊ 可阻止血栓的形成，对血管壁有保护作用。

＊ 促进消化、护肤美容、健美减肥。

芥菜
两者性味相反，会影响营养吸收。

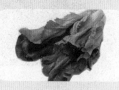

鸡蛋
两者搭配可刺激肠胃，容易引起腹泻。

 不宜

甲鱼
两者搭配易损伤元气。

 不宜

生姜
两者食物性味相反，易致腹泻。

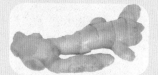

葱
两者搭配对心脑血管患者有辅助疗效，并可健美减肥。

适宜

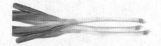

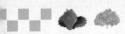
鸡肉

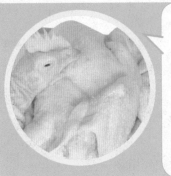

功效

* 温中益气、补虚填精、健脾胃、活血脉、强筋骨。

* 对营养不良、畏寒怕冷、乏力疲乏、月经不调、贫血、身体虚弱等有一定的辅助疗效。

 芥末
两者搭配热性强，易伤元气。

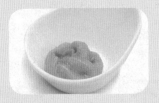

大蒜
两种食物功能相反，味道不和。

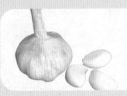

菊花
两者搭配容易中毒。

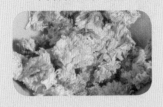

不宜

 芝麻
两者搭配容易中毒。

化解办法：喝甘草汁解毒。

不宜

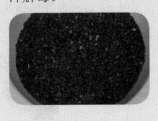

 小米
两者搭配可健脾益气、补虚填髓，可辅助治疗哮喘及女性月经不调。

适宜

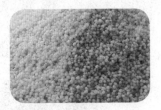

洋葱

两者搭配可强腰健骨、润身暖胃、滋养肝血。

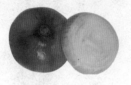

黑豆

两者搭配可祛斑增白，对颜面有黑斑者有辅助疗效。

适宜

白酒

两者搭配可补血益气、活血通络。

人参

两者搭配可补气、补血，对产后气血虚弱、乳汁不足有辅助疗效。

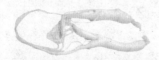

辣椒

两者搭配营养丰富，可强筋健体。

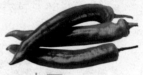

木耳

两者搭配可益气养胃、凉血止血、降脂、降压。

适宜

红小豆

两者搭配可祛风解毒、补血、补肾、明目、滋阴。

菜心

两者搭配可健脾胃、强筋骨，促进身体新陈代谢。

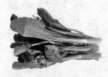

扁豆

两者搭配可补肾止泻、解渴健脾，对糖尿病及心脑血管疾病有辅助疗效。

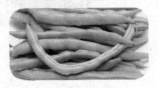

松子

两者搭配可滋阴、益肺、润肠，对气血不足、肠燥便秘等有辅助疗效。

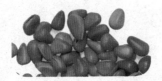

适宜

豇豆

两者搭配对糖尿病、高血压、高脂血症及心脑血管疾病有辅助疗效。

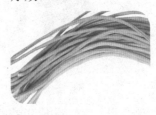

枸杞子

两者搭配可补五脏、益气血，对老年人及身体虚弱者有益。

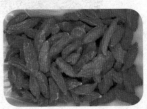

适宜

给食材加分

＊ 鸡肉的制作方法很多，炖、炒、蒸、炸、做汤、凉拌等。

＊ 鸡肉的营养高于鸡汤。

＊ 清炖鸡肉能最大限度地保存营养物质，而且味道更鲜美。

营养在线

＊ 鸡屁股是淋巴最为集中的地方，也是储存病菌和致癌物的地方，制作时一定要去掉。

＊ 有阴虚内热、肿瘤患者忌吃鸡肉。

＊ 鸡汤中含嘌呤物质较多，痛风患者不宜喝鸡汤。

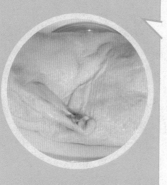

鸭肉

功效

＊ 能够降低胆固醇，对心脏有保护作用。

＊ 对虚弱、食欲不振、便秘有辅助疗效。

＊ 消肿、清热，并能清除人体多余的自由基，抗衰老。

＊ 对癌症患者有益。

不宜

甲鱼

两者搭配容易引起便秘。

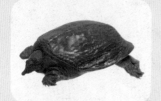

适宜

山药

两者搭配可滋阴养胃、清肺补血、固肾益精、利水消肿。

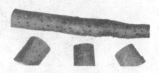

酸菜

两者搭配可滋阴养肾、清肺补血、开胃杀菌。

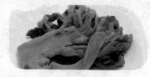

适宜

芥菜

两者搭配可滋阴宣肺，对咳嗽痰滞、气虚水肿有辅助疗效。

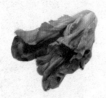

金银花

两者搭配可清热解毒、消肿、养颜护肤。

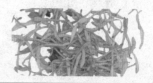

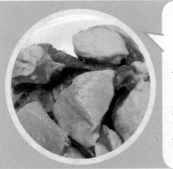

鹅肉

功效

* 益气补虚、止渴、暖胃、生津、止咳、能解五脏之热。

* 蛋白质含量高，营养均衡，所含各种氨基酸接近人体所需氨基酸的比例，易被人体消化吸收。

柿子

两者搭配难以消化，引起腹痛。

解决办法：喝绿豆汁。

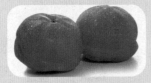

甲鱼

两者搭配伤脾胃，容易引起便秘。

不宜

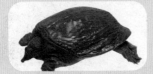

鸡蛋

两者搭配会刺激肠胃，伤元气。

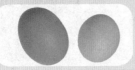

鸭梨

两者搭配容易伤肾脏。

不宜

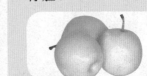

山药

两者搭配可清热生津、益气养阴。

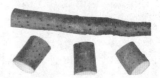

适宜

冬瓜

两者搭配可清热消火、健脾养胃。

鹌鹑肉

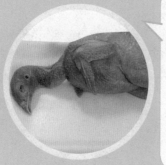

功效

* 补益五脏、强健筋骨、养肝清肺、止泻痢、消疳积。
* 降压，对心脑血管有益。
* 辅助治疗浮肿、肝硬化、腹水等。
* 健脑益智。

不宜

猪肝

两者搭配容易使维生素C氧化，失去营养价值。

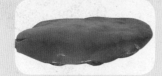

木耳

两者搭配令人颜面生黑，还可引发痔疮。

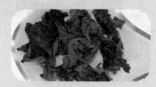

黄花菜

两者搭配容易引发痔疮。

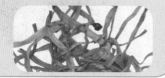

适宜

大枣

两者搭配对贫血、面色苍白有辅助疗效。

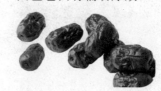

给食材加分

* 鹌鹑肉号称"动物人参"，其肉嫩味香、香而不腻，药用价值比鸡肉高。

* 鹌鹑有炖煮、红烧、油炸、炒、烤、焖、煎汤等烹调方法，如香酥鹌鹑、果汁鹌鹑，还可制作成补益药膳等。

* 鹌鹑每次吃半只为宜（100克左右）。

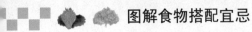

野鸡肉

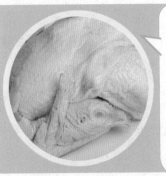

功效

* 补中益气，治气虚乏力、痢疾等症。

* 对小便较多有辅助疗效。

* 有健脾养胃、增进食欲、止泻等功效。

不宜

荞面
两者搭配易伤脾胃。

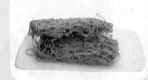

核桃
两者搭配发头风，兼发心痛。

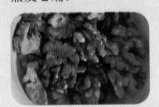

鲫鱼
两者搭配易生痈疽。

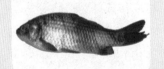

不宜

猪肝
两者性味功能不同，影响营养吸收。

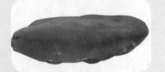

黄鱼
两者搭配，降低食物营养价值。

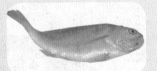

木耳
两者搭配会引发痔疮。

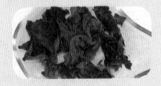

不宜

竹笋
两者搭配会引发头痛和咽喉肿痛。

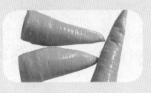

栗子
两者搭配可补中益气。

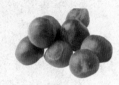

常见食物的搭配

适宜

冬瓜
两者搭配可滋补、化痰、开胃。

适宜

柠檬
两者搭配开胃助食。

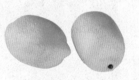

冬虫夏草
两者搭配对前列腺疾病有辅助疗效。

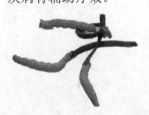

 给食材加分

　　＊ 秋冬季的野鸡肉比较肥嫩，作为补品食疗最佳。

　　＊供食用的野鸡包括沙鸡、竹鸡、鹧鸪、斑鸠等多种。

　　＊雄野鸡红烧好，雌野鸡清炖好，比较有名的有宫保野鸡、罐焖野鸡，制作时必须放姜片和黄酒，要清淡，不要放太多油。

 营养在线

　　＊ 痔疮和疥疮者不宜食用野鸡肉。

　　＊ 有皮肤病患者慎食野鸡肉。

鹿肉

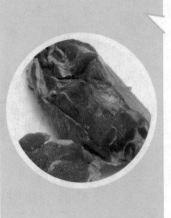

功效

* 主治因肾阳不足引起的眩晕、阳痿、滑精、尿频、尿多、贫血及小儿发育不良等症。

* 对面色不佳有辅助疗效。

* 性温和，能补脾益气，温肾壮阳。

* 对新婚夫妇和肾气日衰的老人而言，鹿肉是很好的补益食品，经常手脚冰凉的人也很适宜食用。

不宜

鱼或虾

两性味不同，同食易伤身。

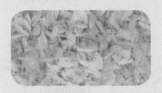

鲍鱼

鲍鱼与鹿肉中的某些酶类和激素产生不利于人体的生化反应，其产物影响周围神经系统。

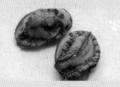

不宜

南瓜

两者搭配会引起腹胀痛。

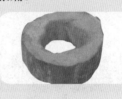

适宜

山药

两者搭配可辅助治疗体虚乏力。

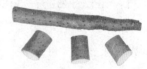

驴肉

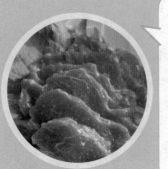

功效

* 补中益气、养肝补血、滋阴壮阳。

* 可促进血液循环，预防动脉硬化，增强人体免疫力。

* 除热下气、长筋骨、壮腰脊，可辅助治疗腰痛。

木耳
两者搭配容易腹泻。

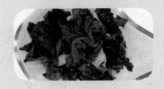

黄花菜
两者搭配可引发心痛，严重的可致命。

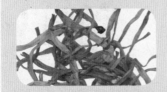

不宜

姜
两者搭配会引起咳嗽。

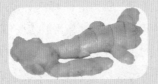

金针菇
两者同食会引发心绞痛，甚至诱发心肌梗死。

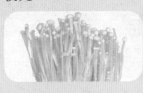

不宜

猪肉
两者同食导致腹泻。

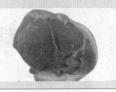

洋葱
两者搭配可消食开胃。

适宜

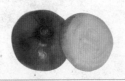

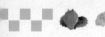

骆驼肉

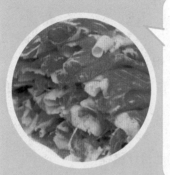

功效

* 润燥、祛风、活血、消肿，适宜顽痹风疾者食用。

* 益气补肾，可辅助治疗病后体虚不愈、久咳虚喘、自汗畏寒。

* 性温、味甘，对肝病、肾炎、脾胃虚弱者有补益作用。

不宜

葡萄
两者搭配会生热病。

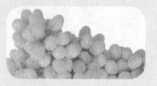

适宜

土豆
两者搭配可和胃调中。

大葱
两者搭配可祛风活血。

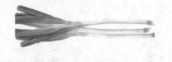

适宜

红酒
两者搭配可活血消肿。

西芹
两者搭配清热利水、润燥。

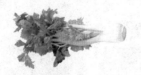

营养在线

* 骆驼肉被称为天下第一美食，尤其是驼峰肉，更是美味可口，它含有蛋白质、脂肪、钙、磷、铁及各种维生素和尼克酸等成分，对身体有很好的滋补作用。

猪蹄

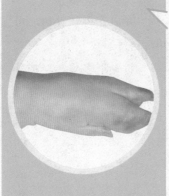

功效

＊ 富含胶原蛋白，可推迟和减少皱纹，美容养颜。

＊ 壮腰膝、补血通乳、托疮毒、祛寒热，可用于产后乳少、疮毒、虚弱等。

＊ 可防治脚气、贫血、老年性骨质疏松等症。

不宜

甘草

两者搭配会引起中毒。

化解办法：喝绿豆汤。

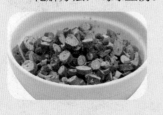

适宜

花生

两者搭配可辅助治疗气血虚弱。

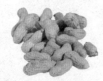

适宜

黄豆

两者搭配对产后乳汁不下有辅助疗效。

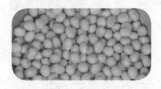

葱

两者搭配可补血消肿。

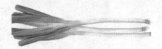

章鱼

两者搭配可益气养血、护肤美容。

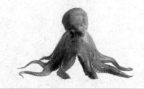

猪心

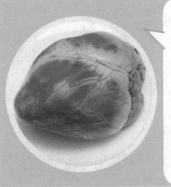

功效

＊ 养血安神、补血，可用于惊悸、怔忡、自汗。

＊ 对失眠多梦、精神分裂、癫痫、癔病者等有辅助疗效。

＊ 味甘、性平，对心脏有一定补益作用。

不宜

花生
两者同食降低营养价值。

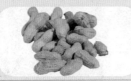

适宜

芸豆
两者搭配可增强机体免疫力。

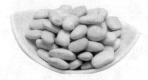

莲子
两者搭配可养心安神。

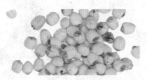

适宜

桂圆
两者搭配对心悸失眠有辅助疗效。

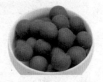

大枣
两者搭配可补虚补血。

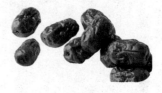

青椒
两者搭配可开胃消食。

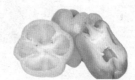

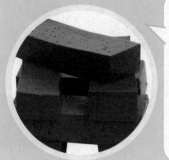

猪血

功效

* 解毒、滑肠，在体内有吸收"垃圾"的作用，能排出体内的有害废物。

* 有补血功用，对贫血有辅助疗效。

何首乌
两者搭配会引起身体不适。

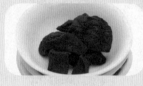

黄豆
两者搭配会引起消化不良。

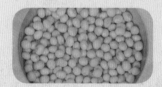

海带
两者搭配可引起便秘。

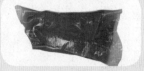

不宜

茱萸
两者性味不同，同食伤身。

地黄
两者搭配，降低营养价值。

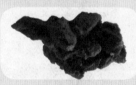

杏仁
两者性味不同，同食会引起腹痛。

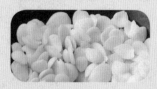

不宜

香菇

两者搭配可益气养血、补虚。

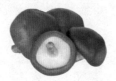

干贝

两者搭配可生津抗癌。

适宜

虾皮

两者搭配可补血补钙。

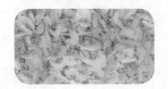

菠菜

两者搭配可润肠通便、补血止血。

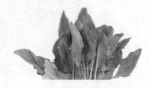

豆腐

两者搭配可滋阴润燥。

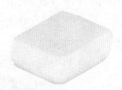

适宜

青菜

两者搭配可清热生津。

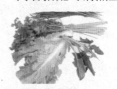

给食材加分

＊ 猪血可炒食或做汤。

＊ 制作时可先将猪血在沸水中汆烫一下，就会更筋道。

＊ 烹饪猪血可多放点葱、姜、蒜，以去除腥气。

营养在线

＊ 猪血营养虽高但不能经常食用，特别是患有高胆固醇血症、肝病、高血压、冠心病患者应少食。

＊ 患有上消化道出血者应忌食。

猪肝

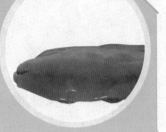

功效

* 补肝、养血、明目。

* 能有效地补充血液成分，防治贫血，对血虚体衰、视力不佳有辅助疗效。

* 能增强人体的免疫功能，抗氧化、防衰老，并能抑制肿瘤细胞的产生。

鲫鱼
两者搭配可刺激肠胃，疮痈热病者忌食。

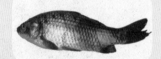

鲤鱼
两者搭配不容易消化。

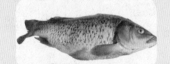

不宜

荞麦
两者搭配可令人颜面发黑。

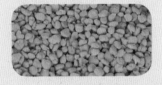

高粱米
两者搭配不容易消化和吸收。

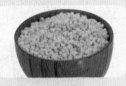

不宜

猕猴桃
两者搭配容易掉头发。

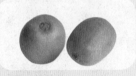

枸杞子
两者搭配可滋补肝肾。

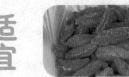

适宜

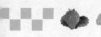

羊肚

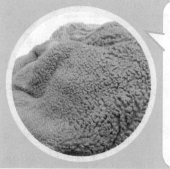

功效

＊ 健脾补虚、益气健胃、固表止汗。

＊ 可治疗虚劳羸瘦、不能饮食消渴、盗汗、尿频。

＊ 对老年人、体弱者有补益作用。

不宜

红小豆
两者搭配对消化系统特别是食道有刺激作用，还容易引起食欲不振。

梅子
两者搭配可刺激肠胃，容易出现腹痛、腹泻、泛酸现象。

营养在线

＊ 脾胃虚弱、消化功能不良者慎食。

适宜

洋葱
两者搭配可理气开胃、增进食欲，有助于营养物质的吸收和利用。

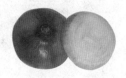

青椒
两者搭配可开胃理气、健脾补虚、促进食欲，对因虚劳过度引起的羸瘦有辅助疗效。

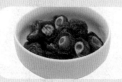

黑豆＋黄芪
搭配食用可补气升阳，对体虚多汗、小便频繁有辅助治疗作用。

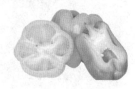

猪肚

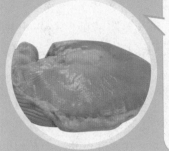

功效

* 补虚损、健脾胃。

* 用于虚劳羸弱、泄泻、下痢、消暑、小便频数、小儿疳积等症。

* 可促进食欲，有助于食物的消化和吸收，增强人体的免疫功能。

不宜

莲子
两者搭配会引起中毒反应。

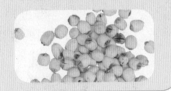

适宜

鲜姜
两者搭配可驱寒暖胃。

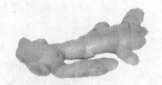

百合
两者搭配可滋阴安神，补益脾胃。

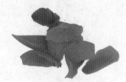

适宜

白胡椒
两者搭配可治胃寒，心腹冷痛。

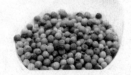

 给食材加分

* 猪肚可炒、红烧、做汤、凉拌，美味可口，香而不腻。

* 猪肚可与蔬菜类搭配烹饪，如"青椒炒猪肚"、"熘猪肚"等。

* 烹饪猪肚可多放葱、姜、蒜，不但驱寒暖胃，还能去除腥味。

* 生猪肚一定要洗干净，可用食用碱浸泡，然后冲洗。

111

鸭蛋

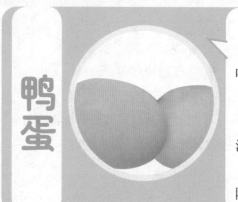

功效

＊ 养阴清肺、补心止热，可治热咳、胸闷、喉痛、牙痛等。

＊ 可滋阴火、清肺热。

＊ 咸蛋黄油可治儿童疳积，外抹可治烫伤、湿疹。

＊ 有增进食欲、中和胃酸、清凉、降压等作用。

不宜

桑葚
两者搭配性味寒，会伤身。

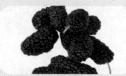

李子
两者味不同，同食伤脾胃。

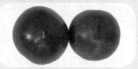

适宜

猪肉
两者搭配可辅助治疗头晕，对体弱者有益。

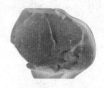

银耳＋冰糖
与此二者搭配，可治疗咽干口渴、咳嗽痰少。

❀营养在线

＊ 不宜多吃，每天最多1个。

＊ 鸭蛋性偏凉，故脾阳不足、寒湿下痢者忌食。

＊ 鸭蛋含胆固醇较高，有高脂血症者、心脑血管疾病、肝肾疾病者慎食。

鸡蛋

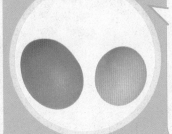

功效

＊ 养心安神、滋阴润燥。

＊ 蛋清清肺利咽、清热解毒。

＊ 蛋黄滋阴养血、润燥熄风、健脾和胃，可用于心烦不眠、病后体弱、营养不良等。

不宜

豆浆
两者搭配影响消化和吸收，降低营养价值。

鲤鱼
两者搭配出现怪味，对身体不利。

味精
两者搭配会产生别的味道，掩盖鸡蛋的天然香味。

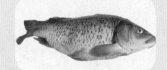

不宜

茶
两者搭配会产生异味，而且不利于营养物质的充分吸收和利用。

李子
两者搭配会伤元气，甚至危及生命。

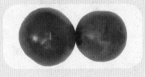

适宜

大枣
两者搭配益气血、补虚劳。

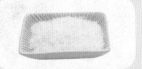
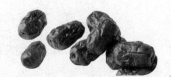

水产类

鲈鱼

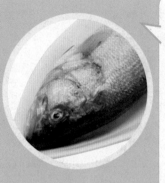

功效

＊ 补肝肾、益脾胃、化痰止咳，对肝、肾不足者有补益作用。

＊ 健身补血、健脾益气，对胎动不安、产后少乳有辅助疗效。

＊ 对腰腿酸软有辅助治疗作用。

＊ 益智健脑、健美减肥。

不宜

奶酪
两者搭配会影响钙的消化和吸收，还会引起身体不适。

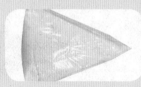

牛羊油
两者搭配会影响口味，易使人消化不良。

适宜

姜
两者搭配可健脾开胃、补虚养身、调理贫血。

香菇
两者搭配可健脾益气、补血健身。

鲤鱼

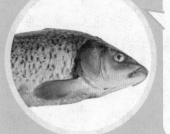

功效

* 健胃补脾、利水消肿，对水肿、浮肿、腹胀、少尿、黄疸有辅助疗效。

* 清热解毒、通乳，对胎动不安、妊娠性水肿、产后乳汁不通有较好的食疗效果。

不宜

紫苏
两者搭配会妨碍药性发挥，降低营养价值。

番茄
两者搭配可抑制某些营养成分的吸收。

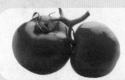

黄豆
两者搭配容易上火。

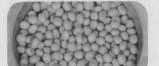

不宜

鸡肉
两者食物性味不同、功能相反，对身体不利。

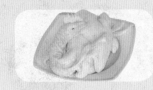

猪肝
两者搭配影响消化。

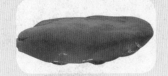

适宜

黑豆
两者搭配对孕妇水肿、手脚冰凉有辅助疗效。

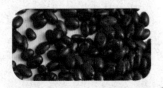

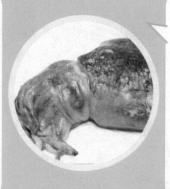

功效

* 健脾利水、温经通络，可用于水肿、胃痛泛酸、脚气、痔疮等症。

* 养血滋阴、止血止带，对贫血头晕、女性闭经等有辅助疗效。

* 减肥、降脂，防止动脉硬化和骨质疏松，对食欲不振、倦怠乏力有辅助疗效。

不宜

茄子
两者搭配易使身体免疫力下降。

适宜

黄瓜
两者搭配可清热利尿、健脾益气、美容减肥。

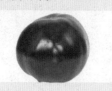

木瓜
两者搭配可补肝肾、乌须发、护眉毛。

适宜

银耳
两者搭配对肝肾不足、腰膝酸痛、面生黑斑或精神紧张有辅助疗效。

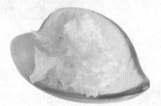

给食材加分

* 墨鱼与鸡肉搭配对产妇有很好的滋补作用，可补益气血、增加乳汁。

* 墨鱼又叫乌贼鱼，味咸、性平，经常食用对肝肾有益。

带鱼

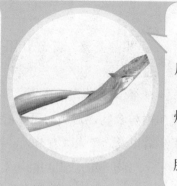

功效

* 补血养肝、和中开胃、补虚、祛风、润肤、杀虫。

* 对脾胃虚弱、消化不良、皮肤干燥、肝炎等有辅助疗效。

* 可增强记忆力、增强皮肤表面细胞活动，有美容养颜等功效。

不宜

南瓜
两者搭配会引起中毒。

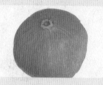

菠菜
两者搭配会影响营养物质的吸收和利用。

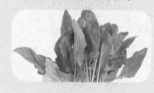

葡萄
两者搭配可刺激胃肠道，引起腹痛。

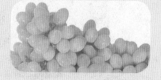

适宜

香菇
两者搭配对消化不良、高血压及肝病有辅助治疗作用。

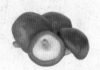

给食材加分

* 带鱼的烹饪方法很多，清蒸、油煎、红烧、糖醋等，最好不要清蒸，因为带鱼腥气较重，以红烧、糖醋最佳。

* 带鱼体表的粉末状鱼鳞是抗癌药物的原料，吃带鱼时最好不要刮掉。

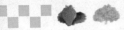
海参

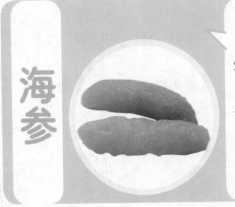

功效

* 补肾益精、除湿壮阳、养血润燥、通便利尿。

* 海参是典型的高蛋白、低脂肪、低胆固醇食物，对高血压、心脏病、肝炎患者以及老年人大有益处。

* 有较强的造血功能，对再生障碍性贫血、糖尿病、胃溃疡有辅助疗效。

不宜

甘草
两者搭配容易引起中毒。

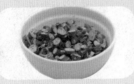

醋
两者搭配影响海参的口感。

适宜

大葱
两者搭配益精壮阳、补肾润肺。

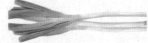

适宜

火腿
两者搭配壮阳益精、补肾健脾。

鲜蘑菇
两者搭配可滋阴润燥、降压、健脑、抗癌。

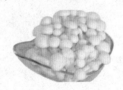

蚕豆
两者搭配可健脾、益气、止血。

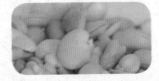

泥鳅

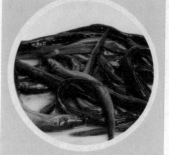

功效

* 滋阴清热、调中益气、祛湿解毒、健脾、益肾。

* 对糖尿病、皮肤瘙痒、阳痿、痔疮、盗汗、水肿及心血管疾病有辅助疗效。

* 可预防小儿软骨病、骨质疏松、跌打损伤。

* 对妇女产后淋漓、气血不调也有益处。

不宜

狗肉
两者搭配温热助火作用增强，易上火。

螃蟹
两者搭配容易引起中毒。

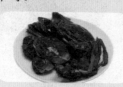

狗血
两者搭配容易上火。

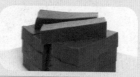

适宜

豆腐
两者搭配可强身健体、润泽肌肤。

苹果
两者搭配可保护心脏。

鲜荷叶
两者搭配可用于消渴。

PART 2

常见食物的搭配

119

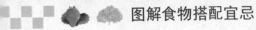

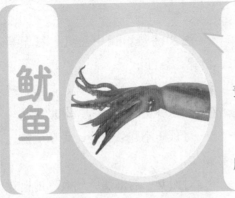

鱿鱼

功效

* 滋阴养胃、补虚润肤。

* 对骨骼发育和造血十分有益，可预防贫血。

* 抗病毒、抗射线。

* 可缓解疲劳、恢复视力、改善肝脏功能。

不宜

茄子

茄子性凉，两者同食对人体有害。

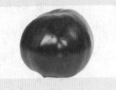

适宜

黄瓜

两者搭配可健脾益气、美容减肥。

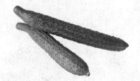

木耳

两者搭配可美容养颜，使皮肤嫩滑有血色。

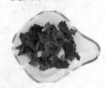

虾

两者搭配味道鲜美，益肾壮阳、美肤。

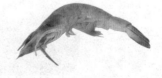

营养在线

* 鱿鱼性寒，脾胃虚寒、体弱多病者应少食。

* 鱿鱼是发物，湿疹、荨麻疹及皮肤病患者忌食。

* 鱿鱼含胆固醇较高，有高血脂、高胆固醇血症、动脉硬化等心血管疾病者忌食。

* 肝病、肾病患者忌食。

鳗鱼

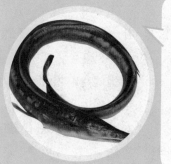

功效

　＊ 补虚养血、祛湿、抗痨。

　＊ 对体弱、久病、贫血、肺结核有补益作用。

　＊ 强精壮肾，具有较强的保健作用，对夜盲症有辅助疗效。

不宜

大枣
　两者搭配容易引起脱发。

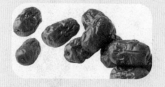

柑橘
　两者搭配容易引起中毒。

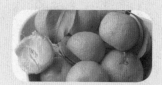

干梅
　两者搭配不但会导致腹泻，还会导致中毒。

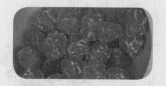

不宜

醋
　两者搭配容易引起中毒。

牛肝
　两者搭配易伤身，危害健康。

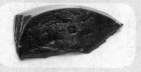

适宜

荸荠
　两者搭配可辅助治疗夜盲症。

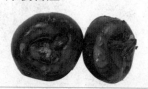

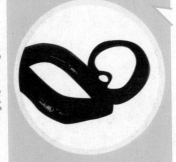

黄鳝

功效

＊ 补气养血、温阳健脾、滋肝补肾、祛风通络。

＊ 补脑健身，增强记忆力。

＊ 增进视力，调节血糖。

＊ 对身体虚弱者有较强的补益作用。

＊ 黄鳝血还可辅助治疗口眼歪斜。

 不宜

小白菜
两者搭配会使原有的营养成分大大降低。

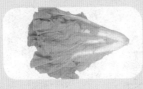

狗肉
两者搭配容易上火。

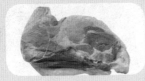

菠菜
两者搭配会导致腹泻。

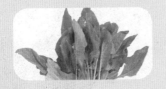

 不宜

松花蛋
两者搭配易伤身，容易生病。

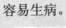

南瓜
两者搭配容易中毒。

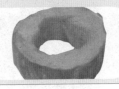

 适宜

青椒
两者搭配对糖尿病有辅助疗效。

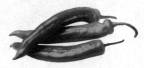

甲鱼

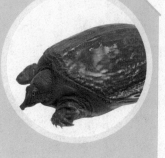

功效

＊ 壮阳气、补阴虚、补劳伤，对肺结核、体质虚弱、贫血等有辅助治疗作用。

＊ 能有效地预防和抑制肝癌、胃癌、急性淋巴性白血病。

＊ 可防治因放疗、化疗引起的虚弱、贫血、白细胞减少等症。

不宜

芥菜
两者搭配容易生恶疮。

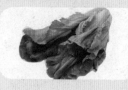

咸鸭蛋
皆属凉性食物，会引起身体不适。

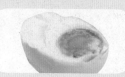

猪肉
均属寒性食物，两者搭配伤人肠胃。

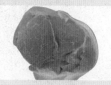

不宜

螃蟹
孕妇吃了会影响胎儿健康。

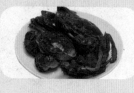

鸡蛋
两者搭配对孕妇及产后便秘者不利。

适宜

桂圆
两者搭配益心肺、明目、护肤。

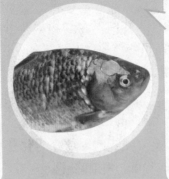

鲫鱼

功效

＊ 健脾利湿、和中开胃，对脾胃虚弱、水肿、溃疡、气管炎、哮喘、糖尿病有辅助疗效。

＊ 活血通络、温中下气，对先天不足、后天失调、肝炎、肾炎、气管炎、高血压、心脏病有辅助治疗作用。

＊ 补肝养目、健脑益智、催乳。

不宜

猪肉

两者搭配性味功能不同，会产生化学反应，对身体不利。

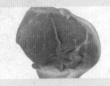

麦冬

两者搭配会中毒。

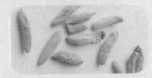

猪肝

两者搭配会对身体产生强烈刺激，疮痛、热病者尤甚。

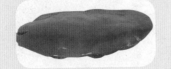

不宜

蜂蜜

蜂蜜中的多种酶与鱼肉中的酶发生复杂化学反应，使人容易中毒。

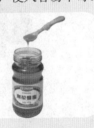

适宜

木耳

两者搭配可温中补虚、利尿、护肤养颜、抗衰老。

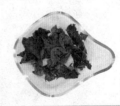

螃蟹

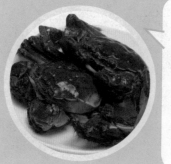

功效

* 清热解毒、补钙填髓、养精活血、通经络、滋肝阴、充胃液。

* 有抗结核作用。

* 对淤血、损伤、黄疸、腰腿酸痛和风湿性关节炎有辅助疗效。

柑橘
两者搭配容易使人腿软无力。

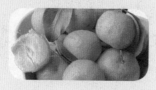

不宜

梨
两者均属于寒凉食物，同食对身体不利。

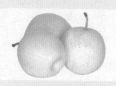

大枣
两者搭配容易得寒热病。

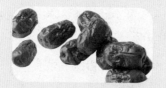

花生
两者搭配容易引起腹泻。

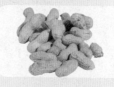

不宜

鸡蛋
两者搭配会生成不能被人体吸收的物质。

柿子
两者搭配容易中毒。

化解办法：吃藕节（煮水）。

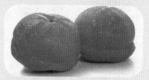

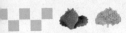

南瓜

两者搭配会中毒。

化解办法：用地浆水解毒。

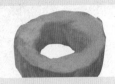

 不宜

芹菜

两者搭配会影响蛋白质的吸收。

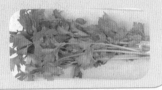

香瓜

两者搭配容易中毒。

化解办法：用柑橘皮解毒。

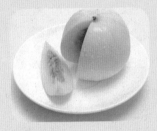

蜂蜜

两者搭配可引起中毒。

化解办法：用地浆水解毒。

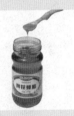

冷饮

螃蟹性寒，与冷饮同食，可造成身体不适。

 不宜

营养在线

＊ 吃螃蟹一定要煮透蒸熟，因为蟹体内有大量大肠杆菌和其他病菌。

＊ 吃螃蟹清蒸为好，但必须现蒸现吃，不可超过4个小时，更不可隔夜。吃时加点姜醋，即去腥，又杀菌。

＊ 不可吃得过多，以免引起腹泻。

＊ 有胃病者慎食。

虾

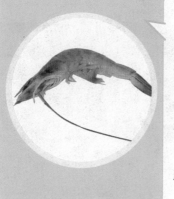

功效

＊ 能减少血液中胆固醇的含量，防止动脉硬化，还能扩张冠状动脉，有利于预防高血压及心肌梗死。

＊ 有镇静作用，对神经衰弱、植物神经功能紊乱症有辅助治疗作用。

＊ 促进食欲，增强体质，预防骨质疏松。

＊ 通乳、补肾虚。

芹菜
两者搭配会影响营养物质的吸收。

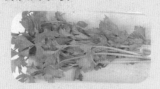

南瓜
两者搭配会引起痢疾。

不宜

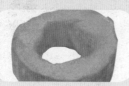

柑橘
两者搭配可致砷中毒。

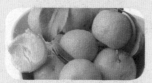

油菜
两者搭配可补肾壮阳、消肿散血、清热解毒。

适宜

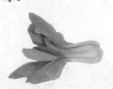

营养在线

＊食用前应将虾背上的虾线挑去。

＊发红、身软、掉头的虾不新鲜，不宜食用。

＊虾为发物，有宿疾者忌食。

＊有支气管炎，易过敏、上火的人不宜吃虾。

田螺

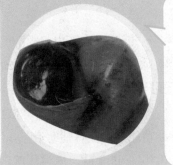

功效

* 清热明目、利水通淋，对目赤、黄疸、脚气、痔疮有辅助疗效。

* 健美减肥，对狐臭有一定作用。

* 可有效地预防骨质疏松、高血脂、肥胖症。

蚕豆

两者搭配会出现肠绞痛。

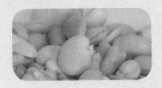

猪肉

两种食物均属凉性，可伤肠胃。

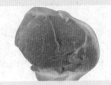

不宜

牛肉

两者搭配难以消化，易腹胀，容易引起肠胃疾病。

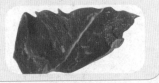

香瓜

两种食物同属凉性，易伤肠胃。

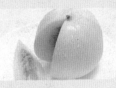

不宜

木耳

两者搭配会引起腹痛、呕吐等不良症状。

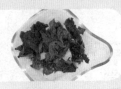

糯米

两者搭配可清热消渴。

适宜

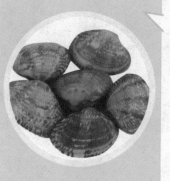

蛤

功效

＊ 滋阴明目、化浊痰淤血、益精润脏。

＊ 能够降低胆固醇，对高胆固醇、高血脂、甲状腺肿大、支气管炎、胃病有辅助疗效。

＊ 食用蛤后有清爽的感觉，能在一定程度上解除烦闷。

柑橘
两者搭配易形成不溶的钙盐，引起消化不良。

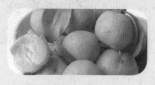

高粱米
两者搭配会破坏高粱米中的维生素B$_1$。

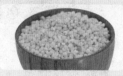

不宜

芹菜
两者搭配容易引起腹泻。

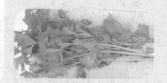

田螺
两者搭配容易引起中毒。

化解办法：用胡荽解毒。

不宜

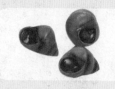

豆腐
两者搭配可滋阴润燥、利水消肿、消暑解渴，还能美容养颜、健美减肥。

适宜

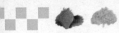

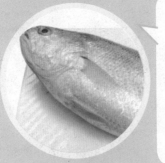

黄鱼

功效

＊ 健脾开胃、安神止痢、益气填精，对贫血、失眠、头晕、食欲不振以及产后体虚有辅助疗效。

＊ 能清除人体代谢产生的自由基，延缓衰老，对癌症也有防治功效。

不宜

花生
两者搭配引起腹泻，容易伤身体。

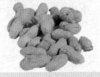

南瓜
两者搭配会产生毒素，对人体不利。

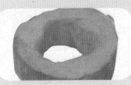

洋葱
洋葱所含的草酸，会破坏黄鱼中的蛋白质，形成不易消化的沉淀。

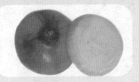

不宜

荞麦
两者搭配易导致消化不良。

荆芥
两者搭配容易中毒。

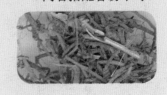

适宜

苹果
两者搭配营养丰富，促进人体骨骼生长。

海带

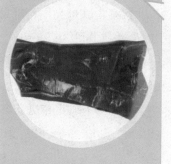

功效

＊ 海带对恢复女性卵巢的正常机能、纠正内分泌失调、消除乳腺增生有辅助疗效。

＊ 能清除附着在血管壁上的胆固醇，促进胆固醇的排泄，降脂降压。

＊ 能调顺肠胃，减少放射性疾病的发生，还可护发、养颜。

不宜

柿子
会生成不溶性物质，容易引起胃肠道不适。

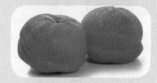

猪血
两者搭配不易消化，容易引起便秘。

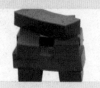

适宜

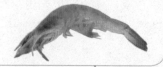

虾
两者搭配营养丰富。

适宜

排骨
两者搭配对皮肤瘙痒有辅助疗效。

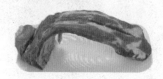

豆腐
两者搭配可使营养互补、强身健体。

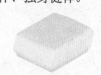

木耳
两者搭配可清热解毒、补中生津、降压、通便、减肥。

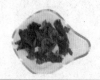

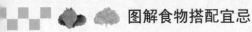

紫菜

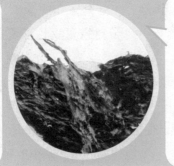

功效

* 紫菜含碘量高，可辅助治疗因缺碘引起的甲状腺肿大。

* 增强记忆、促进骨骼和牙齿的生长和保健。

* 对水肿有辅助疗效。

不宜

柿子
两者搭配容易引起胃肠不适。

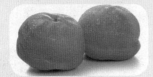

菜花
两者搭配极大地降低钙的吸收率。

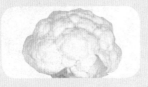

适宜

白萝卜
两者搭配可清新开胃，对甲状腺肿大有辅助疗效。

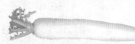

猪肉
两者搭配可滋阴润燥、化痰、通便。

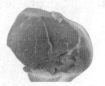

营养在线

* 紫菜性寒凉，不要多吃，每次15克为宜，以免引起腹痛、腹胀。

* 体弱多病者、胃肠功能不好的人慎食。

* 为清除污染、毒素，使用前应先用凉水浸泡，若紫菜浸泡后呈紫蓝色，说明已被有毒物质污染，不能食用。

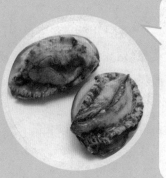

鲍鱼

功效

* 清热滋阴、明目益精、养血开胃、安神通乳。

* 适用于干咳无痰、咳嗽、手足心热、月经过多、白带多、更年期综合征。

* 抗癌、防癌。

不宜

鸡肉
两者性味不同，易产生化学反应伤身。

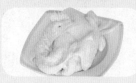

牛肝
牛肝所含生物活性物质较多，同食不利身体健康。

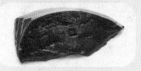

适宜

鸽蛋
两者搭配可补虚益气。

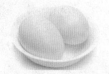

适宜

芦笋
两者搭配可滋阴清热、润肺。

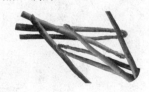

猪肉
两者搭配可滋阴润燥、补血。

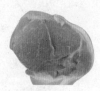

西蓝花
两者搭配可润燥美容。

干贝

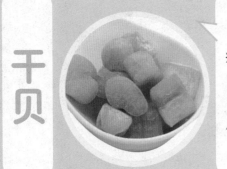

功效

* 滋阴补肾、和胃调中，能辅助治疗头晕目眩、咽干口渴、虚痨咳血、脾胃虚弱。

* 可降血压、降胆固醇、抗癌、软化血管、防止动脉硬化等。

不宜

香肠

香肠中的添加剂会与干贝发生化学变化，吃后对身体不利。

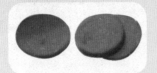

适宜

鸡蛋

两者搭配可补益气血。

豆腐

两者搭配营养丰富、可滋阴润燥。

海参

两者搭配可养血润燥。

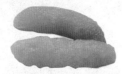

适宜

海带

两者搭配可强筋健骨。

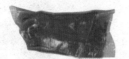

冬瓜＋老鸭

搭配食用可清热生津、滋补养颜。

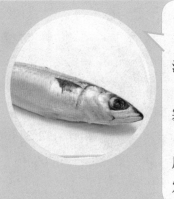

鳀鱼

功效

＊ 营养丰富、促进食欲、帮助消化。

＊ 预防慢性疾病，还可防止血管阻塞，减少老年痴呆症的发病概率。

＊ 能降低血液胆固醇含量，降压、降脂，能有效地防治心血管疾病的发生。

不宜

鹿肉

鳀鱼中的酶类与鹿肉中的酶类物质会产生不利于人体的反应，危害人体健康。

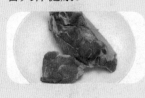

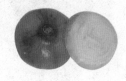

洋葱

两者搭配可降压、降脂、杀菌、消炎。

橄榄油

两者搭配可增进食欲，降低胆固醇。

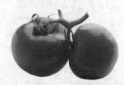

适宜

适宜

香菇

两者搭配可增进食欲，帮助消化，增强身体抵抗力。

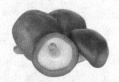

番茄

两者搭配可和胃健脾、增进食欲、促进消化。

蛏子

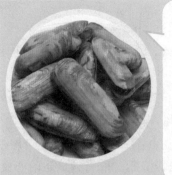

功效

* 蛏肉味甘咸、性寒，入心、肝、肾经。

* 具有补阴、清热、除烦、解酒毒等功效。

* 对产后虚损、烦热口渴、湿热水肿、痢疾、醉酒等有辅助治疗作用。

 鹿肉
两种食物性味不同，降低营养价值。

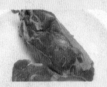

不宜

柿子
两者搭配可导致腹痛、恶心、呕吐。

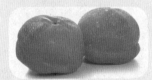

葡萄
两者搭配影响蛋白质的吸收。

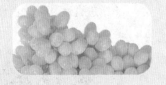

 山楂
两者搭配会降低蛏子的营养价值。

不宜

 竹笋
两者搭配可补虚壮阳。

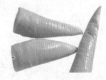

适宜

生姜
两者搭配可降低体内寒气。

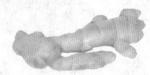

果品类

石榴

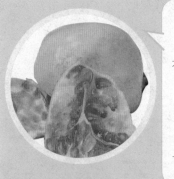

功效

　＊　涩肠止血、抑菌，对腹泻、出血有较好的辅助疗效。

　＊　抗氧化、抗衰老、防癌、抗癌。

　＊　增进食欲、促进消化和吸收。

　＊　能预防动脉粥样硬化，石榴茶还可洗眼明目。

不宜

螃蟹

两者搭配可刺激胃肠，易出现腹痛、恶心、呕吐等症状。

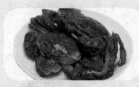

莴笋

两者搭配容易中毒。

化解办法：喝韭菜汁可解毒。

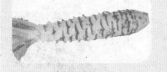

不宜

苦菜

两者搭配会降低营养价值。

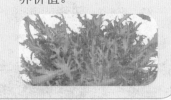

适宜

冰糖

两者搭配可生津止渴、镇静安神。

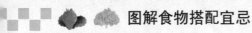
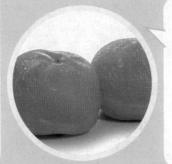

柿子

功效

＊ 养肺胃、清燥火、涩肠、润肺，可补虚、止咳、利肠、除热、止血。

＊ 柿子含碘高，对预防甲状腺肿大很有帮助。

不宜

苦菜
两者搭配会引胃肠不适。

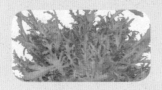

海带
两者同食导致胃肠不适。

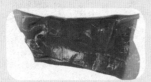

红薯
两者搭配可引起胃胀、腹痛、呕吐，甚者胃出血。

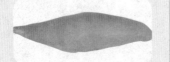

不宜

葛根
两者搭配易患胃结石。

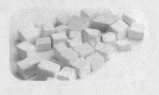

适宜

大枣
两者搭配可清热、润肺。

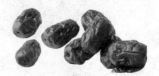

黑豆
两者搭配可补肾、活血。

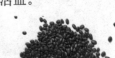

柑橘

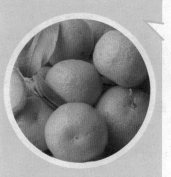

功效

* 行气解郁、生津消食、化痰利咽，对脘腹胀满、咽喉肿痛、烦渴等有辅助疗效。

* 对血压能产生双向调节，对心脑血管有一定的保护作用。

* 可增强机体的抗寒能力，防治感冒。

豆浆
两者搭配可降低营养价值。

发菜
两者搭配会使蛋白质凝结，影响消化。

白萝卜
两者搭配容易诱发或导致甲状腺肿大。

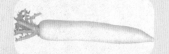

不宜

黄瓜
黄瓜含有一种分解酶，会破坏柑橘中所含的维生素。

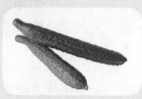

不宜

银耳
两者搭配可润肺止咳、补虚化痰。

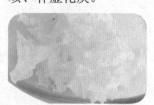

适宜

PART 2　常见食物的搭配

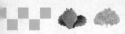
西瓜

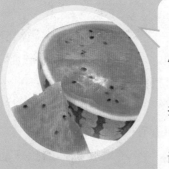

功效

﹡ 清热解暑、除烦止渴，对改善急性热病发烧、口渴汗多有明显的疗效。

﹡ 养肾、降压、利尿、通便、美容护肤。

﹡ 降低血中胆固醇，促进新陈代谢，可软化及扩张血管。

不宜

椰子油
两者搭配会使血糖显著升高。

羊肉
两者搭配会伤元气。

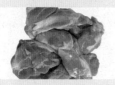

虾
两者搭配会使人的免疫力下降。

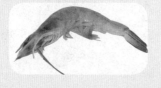

适宜

燕麦
两者搭配可补充燕麦所缺少的维生素C。

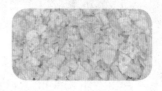

冬瓜
两者搭配可用于暑热烦渴及尿浊等症。

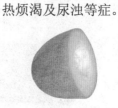

冰糖
两者搭配可清热消暑、化湿利尿。

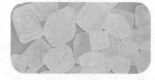

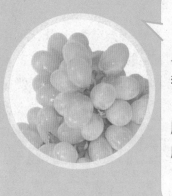

葡萄

功效

＊ 滋肝肾、生津液、强筋骨、补气血，对脾弱气虚、气短乏力、水肿等有辅助疗效。

＊ 能阻止血栓的形成，能降低血清胆固醇水平，降低血小板凝聚力，对心脑血管病有益。

＊ 抗衰老、防癌、抗癌。

不宜

白萝卜
两者搭配容易导致甲状腺肿大。

发菜
两者搭配使蛋白质凝结，影响消化。

适宜

薏仁
两者搭配可健脾利湿，对面部及四肢浮肿有辅助疗效。

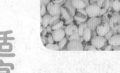

枸杞子
两者搭配是补血佳品。

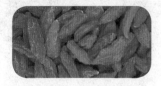

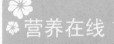 营养在线

＊ 葡萄糖多、性温，不宜多吃，否则会引起内热、腹泻或烦闷不安等不良反应。

＊ 葡萄不宜与水产品同食，应间隔4小时以上为好，以免形成难以吸收的物质，影响健康。

猕猴桃

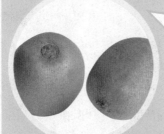

功效

* 可稳定情绪、镇静心情，对忧郁症有辅助疗效。

* 帮助消化、防止便秘、解热除烦、止渴利尿。

不宜

胡萝卜
两者搭配会破坏猕猴桃中的维生素C。

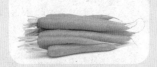

南瓜
两者搭配会破坏猕猴桃中的维生素C。

猪肝
两者搭配破坏营养成分。

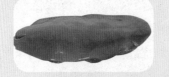

适宜

猪肉
用水炖煮熟，能清热解毒、利湿活血。

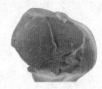

酸奶
两者搭配促进肠道健康，有利于通便。

营养在线

*脾胃虚寒者慎食。

*经常吃烧烤的人最适宜吃猕猴桃。

山楂

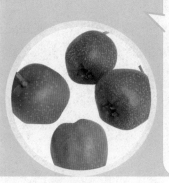

功效

* 消食化积、理气散淤、收敛止泻、杀菌。

* 能明显抑制各型痢疾杆菌、绿脓杆菌、大肠杆菌。

* 可辅助治疗动脉硬化、高血压、高脂血症。

不宜

牛奶
两者搭配影响消化。

胡萝卜
两者搭配使蛋白质凝结，影响消化。

猪肝
两者搭配会使维生素C和微量元素遭到破坏。

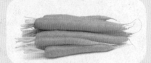

不宜

海产品
两者搭配会引起便秘、恶心、呕吐等。

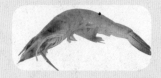

柠檬＋牛奶
搭配食用会影响胃肠消化。

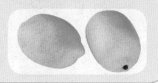

适宜

排骨
两者搭配炖食，有祛斑消淤的疗效。

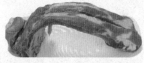
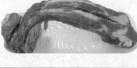

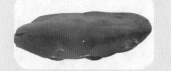

李子

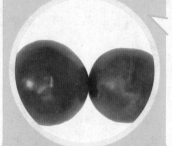

功效

＊ 清热生津、活血解毒、利水消肿、泻肝涤热，对小便不利、肝病腹水、贫血等有辅助疗效。

＊ 美容养颜、乌发。

不宜

鸡肉
两者搭配容易引起痢疾。

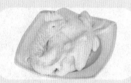

蜂蜜
两者同食，易发生不良反应，危害健康。

适宜

白糖
两者搭配可生津调中，增进食欲。

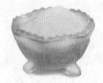

绿茶
两者搭配可清热利湿、活血利水、柔肝散结。

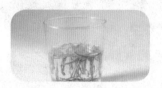

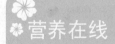 营养在线

＊ 不宜多食，否则会使人生痰、助湿、胃痛。

＊ 每次4～6个为宜。

＊ 肠胃不好、体弱多病者慎食。

＊ 味道苦涩或放在水里能漂浮起来的李子不宜食用。

杨梅

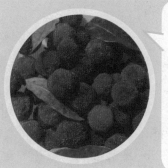

功效

* 和胃消食、生津止渴、止呕、止痢、止血。

* 有消炎收敛作用，对大肠杆菌、痢疾杆菌等细菌有抑制作用。

* 开胃提神。

不宜

鸭肉

两者搭配使其中蛋白质凝固，影响吸收。

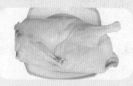

羊肉

两者搭配可引起身体不适。

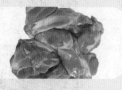

适宜

蜂蜜

两者搭配可生津润燥、补中和胃、止痛。

白糖

两者搭配可生津提神、消食解酒。

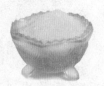

营养在线

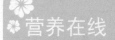

* 杨梅性温热，上火牙痛、胃酸过多者慎食。

* 杨梅含糖量高，糖尿病患者忌食。

* 各种胃病患者，特别是胃溃疡患者忌食。

* 多食容易损坏牙齿，发热、发疮、生痰。

* 吃完杨梅后应立即刷牙。

* 每次食用5个为宜。

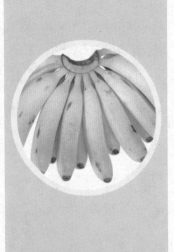

香蕉

功效

* 通便、降压、减肥、美容。

* 富含维生素B$_6$、维生素C，可增强免疫力，抵抗感染。

* 富含纤维素，可预防便秘、痔疮。

* 美容养颜，可使人皮肤柔嫩光泽，富有弹性，还有减肥功效。

* 抗衰老、抗疲劳，能使人精力充沛，免疫力增强。

* 可预防中风和高血压，对防治脑溢血有辅助疗效。

* 可辅助治疗忧郁症，对情绪不安、焦躁、烦闷、恐惧有辅助疗效。

不宜

土豆
两者搭配容易起化学反应，易使脸部生斑。

红薯
两者搭配容易引起腹痛、腹泻、恶心，烧心或心慌。

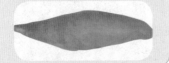

适宜

芝麻
两者搭配对身体虚弱，阳虚、失眠、心脏功能不好的人有补益作用。

川贝母
两者搭配可清热生津、润肺滑肠。

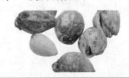

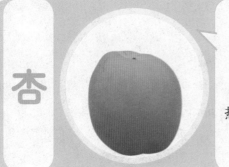

杏

功效

* 止咳平喘，有镇静作用。
* 杏仁油有降低胆固醇的作用。
* 生津止渴、润肺定喘，可用于暑热伤津、口渴咽干、肺燥喘咳等症状。

不宜

猪肉

两者搭配会引起身体不适，如腹痛、腹泻、恶心、呕吐等。

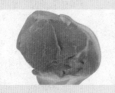

胡萝卜

两者搭配会破坏胡萝卜素。

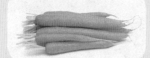

小米

两者搭配容易引起呕吐、腹泻、胃痛等症状。

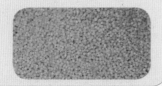

适宜

大枣

两者搭配可润肺化痰，对肺寒咳嗽、痰多有辅助疗效。

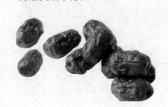

营养在线

* 杏不可食用过多，否则会抑制中枢神经，导致呼吸麻痹，危及生命。

* 杏仁有甜杏仁、苦杏仁之分，其中苦杏仁有毒，会引起头疼、头晕、恶心、呕吐、腹痛、腹泻、神志不清等症状。

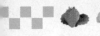

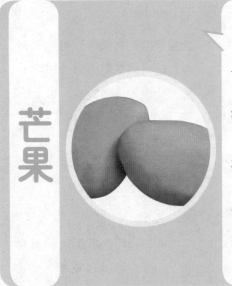

芒果

功效

* 生津止渴、益胃止呕、利尿止晕。

* 富含胡萝卜素，有益于视力、润泽皮肤。

* 能延缓细胞衰老、降低胆固醇、通便、防治心脑血管疾病。

* 含有大量的纤维，可以促进排便，对于防治便秘具有一定的好处。

* 具有抑制流感病毒的作用。

* 可缓解妇女更年期症状。

不宜

大蒜
两者搭配容易引起发黄病。

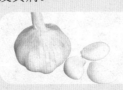

大葱
两者搭配容易引起黄疸、肝病、肾病，还会引起皮肤过敏，出现麻木、瘙痒症状。

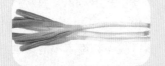

适宜

绿茶
两者搭配可清咽利喉、化痰止咳，尤其对痰多、痰黏稠有辅助疗效。

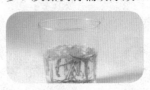

牛奶
两者搭配营养丰富、绵甜爽滑，可辅助治疗便秘、痔疮等症。

草莓

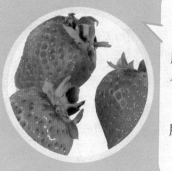

功效

* 生津润肺、养血润燥、明目养肝、健脾、解酒。可用于干咳无痰、积食腹胀、小便浊痛等。

* 富含纤维素，有防止便秘、降低胆固醇的作用。

* 降压、防癌、抗癌。

不宜

黄瓜

两者搭配会破坏草莓中的维生素C。

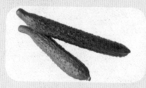

南瓜

两者搭配会破坏草莓中的维生素C及其他营养物质。

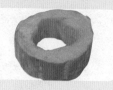

适宜

奶酪

两者搭配可生津润燥、养心安神、补血养血。

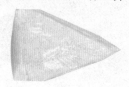

蜂蜜

两者搭配可补虚养血、润肺利肠、解毒抗癌。

营养在线

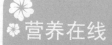

* 草莓表面粗糙不易洗净，可用淡盐水浸泡七八分钟，再用清水洗净即可。

* 草莓所含的草酸钙较多，有尿路结石症者不宜吃得过多。

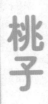
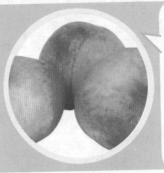

桃子

功效

* 补益气血、生津、解渴、润肠，对肺病及大病之后的气血两虚、低血糖、心悸气短有辅助治疗作用。

* 能促进消化液分泌，增进食欲。

* 活血化淤，对痛经有辅助疗效。

不宜

甲鱼

两者搭配会使甲鱼的蛋白质变性，降低营养价值。

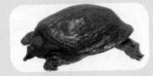

白酒

两者搭配可损伤身体，令人神志不清、昏厥。

适宜

酸奶

两者可互相补充，能够增加营养物质。

鸡肉

两者搭配对虚弱头晕、食欲不振、四肢无力有辅助疗效。

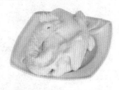

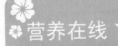

营养在线

* 桃子含糖量高，糖尿病人慎食。

* 未成熟的桃子不宜吃，否则会胀肚。

* 桃子不宜多吃，尤其老人、小孩及胃肠功能不好的人更要少吃。

* 每次吃1个为宜。

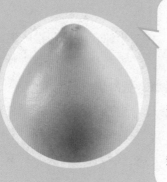

柚子

功效

＊ 消食健胃、生津止渴、化痰止咳、滑肠通便。

＊ 可增强体质、消除疲劳、解酒、预防贫血、美容。

＊ 对大便秘结、慢性咳嗽、气喘痰多等有辅助疗效。

不宜

螃蟹
两者搭配可出现腹痛、恶心、呕吐等症状。

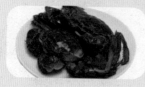

黄瓜
两者搭配会破坏柚子中的维生素C。

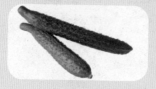

适宜

鸡肉
两者搭配可消食下气、益气健脾、化痰止咳。

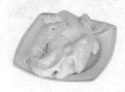

饴糖
两者搭配对老年人咳嗽气喘、痰多胸闷有辅助疗效。

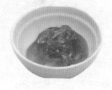

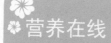 **营养在线**

＊ 柚子有滑肠之效，故腹部寒冷、腹泻、体弱之人应慎食。

＊ 服药期间忌食柚子，因它含有一种抑制肠道的酶，可导致药物"过量"而出现药物中毒。

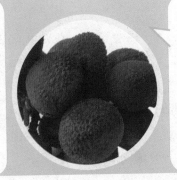

荔枝

功效

* 生津止渴、和胃降逆。

* 干荔枝水煎或者煮粥食用，可补肝肾、健脾胃、益气血。

* 对病后体虚、年老体弱、贫血、心悸、失眠有辅助治疗作用。

* 经常食用可美容养颜。

不宜

椰子油
两者搭配会使血糖显著升高。

鹅肉
两者搭配脸上会起斑。

适宜

鸭肉
两者搭配可滋阴补虚、理气止痛。

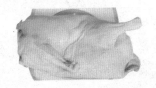

适宜

荔枝干（带核）+小茴香
搭配食用可治疗睾丸鞘膜积液。

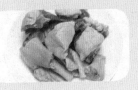

山药
两者搭配可补益心肾、止渴、固涩。

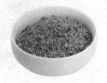

大枣
两者搭配可健脾、养心、养血、安神益智。

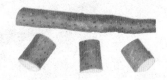

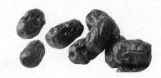

柠檬

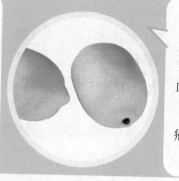

功效

* 生津祛暑、化痰止咳、健脾消食。

* 可用于孕妇食少、胎动不安、高血脂等症。

* 可辅助治疗坏血病、感冒，有防癌、抗癌作用。

* 美容养颜，可消除皮肤色素沉着。

不宜

发菜
两者搭配可使蛋白质凝结，影响消化。

山楂＋牛奶
搭配食用会影响胃肠消化。

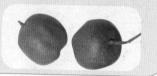

适宜

绿茶
两者搭配可降脂减肥、滋润美白。

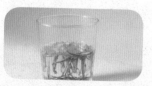

适宜

芦荟
两者搭配可抑制炎症，减轻口腔溃疡引起的疼痛。

蜂蜜
两者搭配营养丰富，可清热解毒。

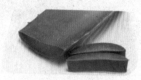

鸡肉
两者搭配风味独特，促进食欲。

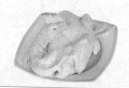

苹果

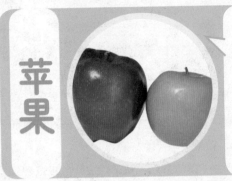

功效

＊ 富含镁，可健美皮肤、抑制黄褐斑、蝴蝶斑的生成。

＊ 有降压、降低胆固醇、调节血糖的作用。

＊ 富含有机酸类，可防止便秘。

不宜

海产品
两者搭配容易消化不良。

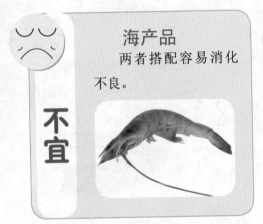

茶叶
两者搭配可有减少心脏病的发病率及降低血糖的作用。

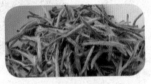

洋葱
两者搭配可保护心脏、降低血糖。

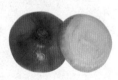

适宜

牛奶
两者搭配可清凉解渴、生津除热、抗癌、防癌。

适宜

酸奶
两者搭配营养丰富、酸甜可口，可健美减肥。

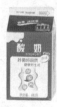

木瓜

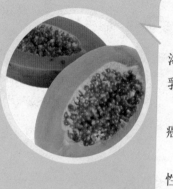

功效

＊ 健脾胃、助消化、通两便、消暑解渴、解毒消肿、舒筋活络、祛风除湿、通乳、驱虫。

＊ 可辅助治疗过敏、出血、灼伤，防癌、抗癌。

＊ 能溶解小血块，还可用于创伤、慢性中耳炎的治疗。

不宜

胡萝卜

两者搭配会破坏木瓜中的维生素C。

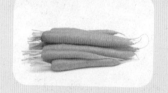

适宜

牛奶

两者搭配可清肠热、通便。

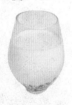

适宜

猪油

两者搭配有助于油脂的消化。

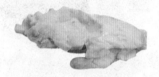

带鱼

两者搭配可补虚通乳。

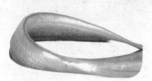

猪肉

两者搭配营养丰富，可健脾胃、助消化。

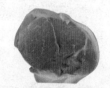

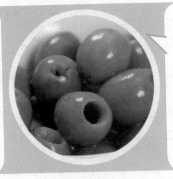

橄榄

功效

＊ 清肺、利咽、生津、解毒，可辅助治疗咽喉肿痛、脚气、筋骨疼痛。

＊ 橄榄核可治疗胃痛、疝气等症。

＊ 鲜橄榄汁可解除煤气中毒。

不宜

牛肉

两者搭配容易引起身体不适，出现腹痛、腹胀、恶心、呕吐等症状。

猪肉

两者搭配可和胃止血、舒筋活络。

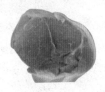

白萝卜

两者搭配可清肺生津、利咽化痰、下气宽中。

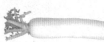

适宜

给食材加分

＊ 橄榄除供鲜食外，还可加工成蜜饯果品，如香草橄榄、烤扁橄榄、和顺甜榄等。

＊ 橄榄还可以制成橄榄油，称"可以吃的化妆品"其中的维生素A能润泽干燥的皮肤，防止皮肤起皱，预防小皱纹的发生，可使皮肤光滑、富有弹性。

冰糖

两者搭配对小儿百日咽痛、饮食积滞、湿热有辅助疗效。

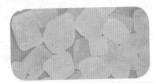

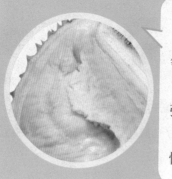

榴莲

功效

＊ 有开胃，促进肠蠕动，增进食欲等功效。

＊ 病后、身体虚弱者食用，可滋补强身。

＊ 妇女产后食用能使身体尽快恢复。

不宜

白酒
两者搭配肝火上炎、不利健康。

适宜

鸡肉
同煮汤喝，能补血益气、滋润养阴、祛胃寒。

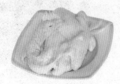

山竹
两者搭配可克制榴莲之热。

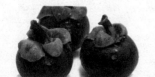

适宜

冰激凌
两者搭配既能消除榴莲味道，又能克榴莲之热。

 营养在线

＊ 榴莲所含热量及糖分较高，故肥胖者、糖尿病患者忌食。

＊ 榴莲钾含量高，心脏病及肾病患者慎食。

＊ 榴莲富含纤维素。

＊ 过多食用可引起便秘，每天不超过100克为宜。

桂圆

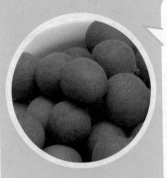

功效

＊ 鲜桂圆可辅助治疗阴虚津少、心中烦热、口燥咽干、咳嗽痰少。

＊ 干桂圆肉煎水、泡酒服用能补心安神、益气养血，是久病体虚、年老或产后气血不足、心悸失眠、健忘者的滋补佳品。

不宜

椰子油

两者搭配含糖量高，糖尿病人不宜食用。

适宜

鹌鹑肉

两者搭配可养心和胃、补肝益肾。

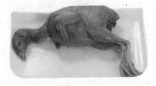

黑豆

两者搭配可补肾养阴、养血安神。

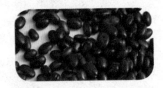

人参

两者搭配有较强的补益作用。

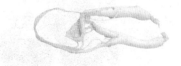

🌸 给食材加分 🌸

＊ 桂圆是否好吃不在于个头大小，新鲜上佳的桂圆果肉透明而无汁液溢出，更无一层薄膜包着，剥开时果肉干净利落。

＊ 保存桂圆时，果蒂部位不要沾水，否则很快会变质。凡用水冲洗过的桂圆均不能久存。

＊ 桂圆除鲜食外，还可晒成桂圆干，美味可口。

桑葚

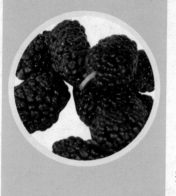

功效

* 生津止渴、补肝益肾、乌发明目、促进消化，帮助排便。

* 可促进新陈代谢、防止动脉硬化及骨骼关节硬化。

* 对糖尿病、贫血、高血压、高脂血症、冠心病、神经衰弱等有辅助治疗作用。

* 可以明目，缓解眼睛疲劳干涩的症状。

* 它可以促进血红细胞的生长，防止白细胞减少。

不宜

咸鸭蛋

两者搭配容易引起胃痛。

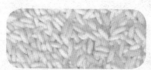

适宜

糯米

两者搭配可滋肝补肾、养血明目，对腰膝酸软、头晕目眩有辅助疗效。

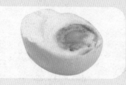

适宜

蜂蜜

两者搭配可滋阴补血，对须发早白、月经不调、头晕目眩等有辅助疗效。

大米

两者搭配可补肝益肾、养血润燥，对记忆力减退、失眠有辅助疗效。

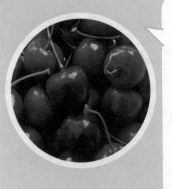

樱桃

功效

* 补益气血、祛风除湿、解毒，可用于病后体弱、气血不足、风湿、腰腿疼痛等症。

* 樱桃酒可以补肝肾、强筋骨。

* 鲜樱桃汁对缺铁性贫血有辅助疗效。

* 可防癌、抗癌。

不宜

黄瓜

两者搭配会破坏樱桃中的维生素C。

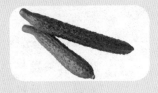

适宜

银耳

两者搭配可滋阴补肺、润燥化痰。

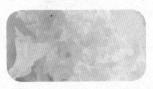

适宜

蜂蜜

两者搭配可补中益气，对食欲不振、神疲乏力有辅助疗效。

 营养在线

* 樱桃性热而发湿，有热性病及虚热咳嗽的人忌食，否则会积内热，引起咳嗽痰多、肺痿等病症。

* 每次5颗为宜，过多食用可引起中毒反应。因樱桃含铁多，并含有一定量的氰苷，会引起铁中毒或氧化物中毒。轻度不适可用甘蔗汁清热解毒。

栗子

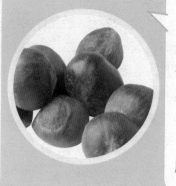

功效

* 补肾强骨、健脾养胃、活血止血。

* 每天早晚各食1～2个栗子可辅助治疗因肾虚引起的小便多、腰腿无力、久婚不育等症。

* 可防病、抗衰、延年益寿。

* 可辅助治疗小儿口舌生疮、成人口腔溃疡等病。

不宜

牛肉

两者搭配会降低营养价值，而且不容易消化和吸收。

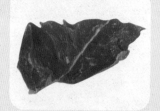

杏仁

两者搭配容易引起胃痛。

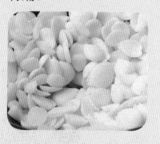

适宜

鸡肉

两者搭配营养丰富，造血功能强.

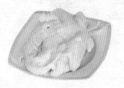

营养在线

* 栗子不宜多食，否则会滞气并难以消化。

* 脾胃虚弱、消化功能不好的人不宜多吃。

* 患有风湿病的人忌食。

* 栗子有发霉现象不能吃，否则会中毒。

* 栗子含糖量高，糖尿病人不宜食用。

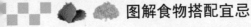
大枣

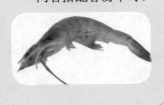

功效

　＊　益气补血、健脾胃、润心肺、养阴血、悦颜色、通九窍，对脾胃虚弱、气血不足、倦怠无力、失眠有辅助疗效。

　＊　对急慢性肝炎、肝硬化、贫血、过敏性紫癜有辅助疗效。

不宜

虾
两者搭配容易中毒。

适宜

山药
两者搭配可健脾益肾、润肺定喘、润肤养颜。

薏仁
两者搭配可清凉祛暑。

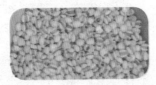

适宜

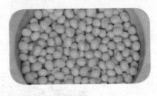

黄豆
两者搭配对体虚者有补益作用。

胡椒
两者搭配可辅助治疗胃痛。

栗子
两者搭配可健脑补肾、强筋补血、安中养脾。

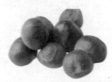

莲子

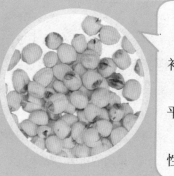

功效

* 补脾益胃、养心安神、清热降压、补肾、补虚损、强筋骨、固精气。

* 可辅助治疗贫血，维持体内的酸碱平衡，强身、抗衰老。

* 莲子可促进凝血，维持神经传导性、镇静神经。

不宜

牛奶
两者搭配可引起便秘。

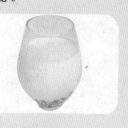

适宜

南瓜
两者搭配对糖尿病、高血压、冠心病、高血脂、肥胖、便秘有辅助治疗作用。

适宜

猪肚
两者搭配对气血两虚及身体瘦弱者有补益作用。

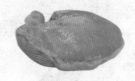

木瓜
两者搭配对产后虚弱、失眠、多梦有辅助疗效。

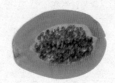

红薯
两者搭配可润肤美容、通便。

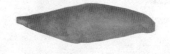

银杏果

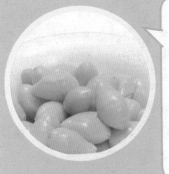

功效

＊ 敛肺定喘、燥湿止带、益精固肾、镇咳解毒。

＊ 适用于肺结核、气管炎、哮喘、多痰等症。

＊ 对乳痛、遗精、癣疮有辅助疗效。

＊ 果肉的抗菌力较果皮的强。

不宜

鳗鱼

两者搭配难以消化吸收。

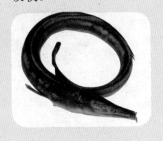

适宜

蜂蜜

两者搭配可辅助治疗肺结核咳嗽及支气管哮喘。

适宜

鸡蛋

两者搭配可辅助治疗小儿腹泻。

芦笋

两者搭配对心脑血管有益。

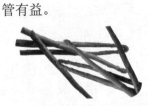

菜子油

两者搭配对肺结核有辅助治疗作用。

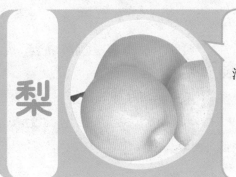

梨

功效

＊ 养阴补液、润肺止咳、养血生肌、清热降火。

＊ 可预防便秘、结肠癌、直肠癌。

＊ 镇静、降压、减肥。

不宜

螃蟹
两者搭配会引腹痛、腹泻。

适宜

丁香
两者搭配可辅助治疗呕吐、呃逆。

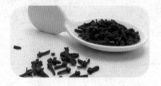

藕
两者搭配可辅助治疗咳嗽。

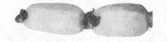

适宜

冰糖
两者搭配可辅助治疗慢性喉炎。

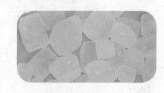

无花果
两者搭配可清热生津、润燥。

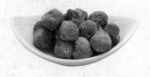

营养在线

＊梨性寒，一次不要吃得过多，以免伤脾。

＊脾胃虚寒及发热之人不要吃生梨，应煮水食用。

香榧

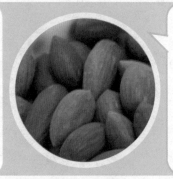

功效

* 明目、润肠、养颜护肤、抗衰、抗辐射。

* 杀虫、消积、润燥。

* 可辅助治疗虫积腹痛、小儿疳积、燥咳、便秘、痔疮。

不宜

鹅肉

两者搭配会产生不利于人体的化合物。

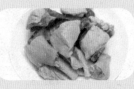

绿豆

两者性味不同，同食易伤身。

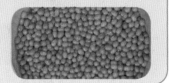

适宜

大米

两者搭配可健脾益气，养胃补虚。

椒盐

两者搭配可杀虫强体。

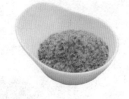

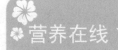 营养在线

* 多食容易上火，故咳嗽咽痛、痰黄之人暂时不要食用。

* 香榧有饱腹感，饭前不易食用以免影响正餐，尤其对儿童更要注意。

* 香榧有润肠通便的作用，腹泻或大便溏稀者不宜食用。

* 每次食用10～13颗为宜。

粮食类

荨麦

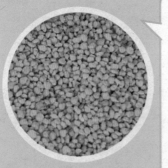

功效

* 能帮助人体代谢葡萄糖，可辅助治疗糖尿病。

* 富含纤维素，防止便秘。

* 防癌、抗癌。

* 荨麦秧叶含有芦丁，煮水常饮可预防高血压引起的脑出血。

猪肝

两者搭配可令人颜面发黑，还容易起头屑、掉头发。

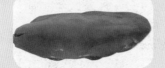

不宜

羊肉

两种食物性味相反，容易引起腹胀、腹泻、胃痛、返酸现象。

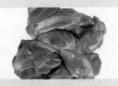

黄豆

两者搭配对心脑血管病及脚气病有辅助疗效。

适宜

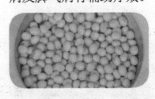

营养在线

* 荨麦对皮肤可产生刺激作用，故皮肤过敏者忌食

* 肿瘤患者、脾胃虚寒、消化功能不好者忌食。

* 荨麦不宜多食，每餐60克为宜。

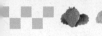

小麦

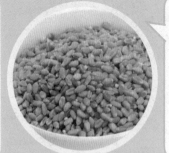

功效

＊ 养心益肾、生津止汗、健脾厚肠、养心益气、除烦止渴，对体虚多汗、舌燥口干、心烦失眠有辅助疗效。

＊ 可辅助治疗腹泻、血痢、无名毒疮、丹毒、盗汗、多汗等症状。

不宜

食用碱

两者搭配会起化学变化，使营养成分减少。但发酵后的面团就不同，可中和其酸碱性，有利于人体的消化和吸收。

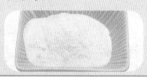

适宜

糯米＋大枣

搭配食用可以辅助治疗腹泻。

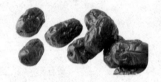

葱白＋白酒

搭配食用可舒筋活血，辅助治疗胃痛、胃胀及腹部冷痛。

通草

两者搭配煮汤，可辅助治疗小便短赤、淋沥涩痛、体热腹胀。

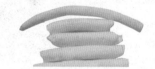

给食材加分

＊ 面粉与大米搭配着吃，营养更全面，更容易被人体吸收和利用。

＊ 小麦磨成面粉最好存放一段时间再吃，这样可使面粉经过氧化作用更具营养，口感更好。正如俗语所说：麦要吃陈，米要吃新。

大米

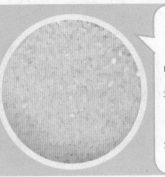

功效

＊ 养阴生津、除烦止渴、健脾胃、补中气，对脾胃虚弱、营养不良、病后体弱者有益。

＊ 糙米更有营养，能降低胆固醇，减少心脏病发生的概率。

不宜

蜂蜜
两者搭配会引起胃痛。

牛奶
两者搭配会损失大量维生素A。

适宜

杏仁
两者搭配可辅助治疗痔疮、便血。

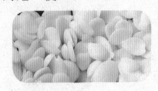

绿豆
两者搭配可清热解暑、利尿消肿、润喉止渴。

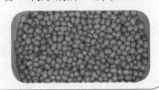

给食材加分

＊ 做米饭最好蒸或焖，而不要捞，因为捞饭会损失大量营养物质。

＊ 做大米粥时千万不要放碱，因为碱能破坏大米中的维生素B_1，会导致维生素B_1缺乏，容易出现脚气病。

营养在线

＊ 精米虽然口感好，但不可长期食用，应适当吃些糙米，这样更有利于身体的健康。因为精米在加工过程中会损失大量营养物质，长期食用会导致营养缺乏。

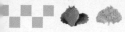

高粱米

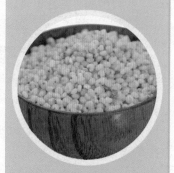

功效

* 和胃、健脾、凉血、解毒、止泻。

* 可辅助治疗积食、消化不良、湿热下痢和小便不利等症。

* 高粱米性温，对肠胃有好处，可健脾养胃、凉血解毒，对积食、消化不良有辅助疗效。

* 长期慢性腹泻的患者经常食用高粱米，可有辅助治疗效果。

* 对因腹部冷痛导致的小便不利、不畅有辅助治疗作用。

不宜

猪肝

两者搭配会损害营养物质，可凝固蛋白质，影响人体的消化、吸收和利用。

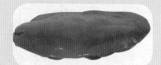

黑鱼

两者搭配会破坏高粱米中的维生素B$_1$，会导致维生素B$_1$缺乏，容易出现脚气病。

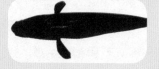

适宜

黄豆

两者搭配营养丰富，特别是富含维生素B$_1$，对心脑血管病和脚气病有辅助治疗作用。

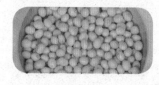

甘蔗

两者搭配可滋阴润燥、清热和胃，可辅助治疗反胃呕吐、肺燥咳嗽、大便秘结。

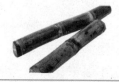

黄豆

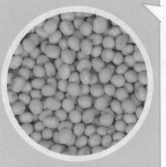

功效

* 滋阴清热、利尿解毒。

* 能消除疲劳，增加体内抗病毒、抗癌肿的能力。

* 黄豆芽还含有一种硝基磷酸酶的物质，有抗癫痫的作用。

* 所含的铁对生长发育中的小孩子及缺铁性贫血患者很有益处。

不宜

虾皮
两者搭配可引起消化不良。

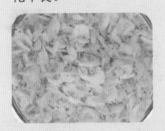

猪血
两者搭配可引起消化不良。

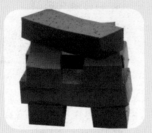

适宜

木耳＋大枣
搭配食用对年老体弱、久病体虚者有较好的补益作用。

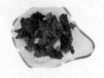

蜂蜜
两者搭配可健脾胃、利大肠、通血脉、消水肿。

猪蹄
两者搭配可养血、通乳。

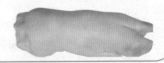

黑豆

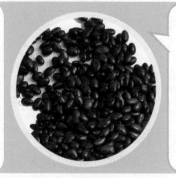

功效

* 清热解毒、润肺、活血、益肾。
* 美肤、乌发、健肠胃、预防便秘。
* 软化血管、降低胆固醇，对心脏病、糖尿病、高血压患者很有益处。
* 防癌、抗癌。

不宜

小白菜
两者搭配降低营养价值，对身体不利。

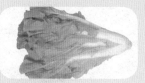

猪肉
两者搭配容易消化不良。

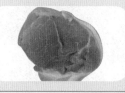

适宜

红糖
两者搭配可滋肝补肾、活血行经。

柿子
两者搭配对便血、尿血有辅助疗效。

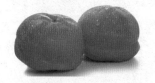

给食材加分

* 黑豆有很多种食用方法，炒食、煮食或是磨成粉状与其他粮食混食。
* 黑豆可做成豆豉；用黑豆磨成的豆浆，营养价值非常高。

营养在线

* 黑豆不易消化，故肠胃功能弱、消化不良者慎食。
* 黑豆性极热，多食易生热性疾病。
* 每次食用30～50克为宜。

红小豆

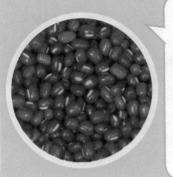

功效

* 健脾养胃、抗菌消炎、滋补强壮、利尿解毒。

* 与桂圆、大枣同煮可补血。

* 对肾脏、心脏病导致的水肿有辅助疗效。

* 可辅助治疗脚气。

不宜

羊肉

两者搭配营养物质发生变化，会引起中毒反应。

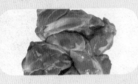

适宜

山药

两者搭配可清热祛湿、健脾养胃，增进食欲，促进胃肠消化吸收。

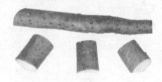

百合

两者搭配可消肿利水、润肺止咳。

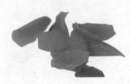

冬瓜

两种搭配可消除全身水肿。

营养在线

* 红小豆利尿，故尿频的人应忌食。

给食材加分

* 红小豆做法很多，熬粥、蒸赤豆饭、制作豆沙馅等。

 大麦

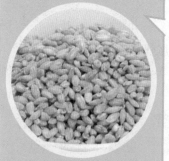

功效

* 健脾益气、和胃润中、疏肝理气、回乳、消暑热。

* 可辅助治疗胃炎及十二指肠球部溃疡等疾病。

* 消食化热、利水消肿，对积食、肾病水肿有辅助疗效。

不宜

牛奶

两者同食，会生成有害物质，对人体不利。

适宜

羊肉

两者搭配可温中下气、健脾暖胃。

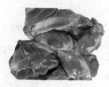

红小豆

两者搭配可辅助治疗水肿。

适宜

姜汁＋蜂蜜

搭配食用可辅助治疗小便淋漓涩痛。

红糖

两者搭配可辅助治疗腹泻。

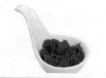

给食材加分

* 大麦的主要用途是生产啤酒。

* 大麦可以做麦芽糖。

燕麦

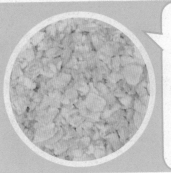

功效

＊ 健脾益气、补虚止汗、养胃润肠。

＊ 可防治动脉硬化、糖尿病、冠心病、便秘、浮肿。

＊ 可改善血液循环，预防骨质疏松、贫血，促进伤口愈合。

不宜

白糖
两者搭配容易胀气。

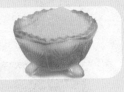

蛋+奶
搭配食用能够使营养素互补。

适宜

玉米
两者搭配有丰乳效果。

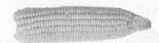

水果
两者搭配可补充燕麦所缺少的维生素C。

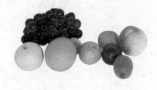

给食材加分

＊ 燕麦吃法很多，可制成炒面冲泡着喝；燕麦粉还可以制作成糕点、饼干、儿童食品；燕麦片与牛奶熬成粥也是人们早餐不错的选择。

营养在线

＊ 燕麦一次不宜吃得太多，否则会引起胃痉挛、腹胀、腹痛。

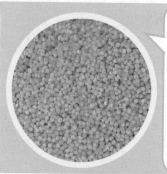

功效

＊ 益肾气、补虚损、健脾和中，对脾胃虚弱、反胃呕吐、精血受损、产后虚损、食欲不振有辅助疗效。

＊ 增强体质、强壮筋骨。

不宜

杏仁

两者搭配会产生恶心、呕吐、腹泻等中毒反应。

绿豆

两者搭配营养互补、滋阴润燥、清热解毒、利水消肿。

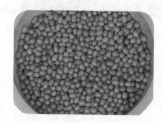

适宜

葛根

两者搭配对胃热烦渴有辅助疗效。

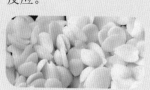

适宜

黄豆

两者搭配宽中和胃、健脾益气，对脾胃虚弱、消化不良、病后体虚有辅助疗效。

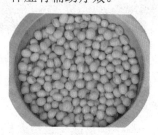

 营养在线

＊ 小米与黄豆或肉类食物搭配营养更丰富。

糯米

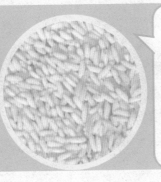

功效

* 养胃健脾、补中益气、固表止汗、止泻、安胎、解毒。

* 可辅助治疗虚寒性胃痛、胃及十二指肠溃疡、糖尿病多尿。

* 可辅助治疗疮疖等症。

不宜

苹果

两者同食，会产生不易消化物质，引起身体不适。

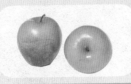

适宜

大枣＋苎麻根

搭配食用可清热补虚、止血安胎。

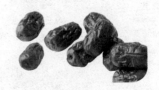

葡萄干

搭配食用可补气补虚，对气短乏力、小便不利等有辅助疗效。

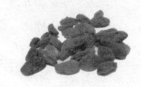

适宜

山药＋黑芝麻

搭配食用可健脾养胃、补益肝肾。

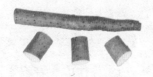

营养在线

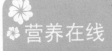

* 糯米多食容易生痰，故发热、咳嗽、痰黄稠者慎食。

* 体弱多病者、幼儿等慎食。

* 每餐食用30～50克为宜。

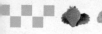

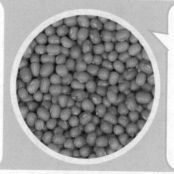

绿豆

功效

* 清热解毒、调和五脏、生津解暑、利水消肿。

* 对肿胀、痱子、疮癣、口腔炎及各种食物中毒有辅助疗效。

* 降压、降脂、保肝。

不宜

狗肉

性味相反，容易引起腹痛、腹胀、腹泻、恶心、呕吐。

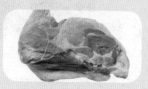

适宜

胡椒

两者搭配对胃寒所致的胃腹冷痛、肠鸣腹泻有辅助治疗效果。

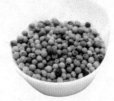

适宜

莲藕

两者搭配可疏肝利胆、养心降压、健胃。

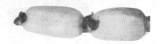

大米＋冰糖

搭配食用可清热解暑、生津液、消水肿。

 ## 营养在线

* 身体虚寒者不宜过食、久食绿豆。

* 脾胃虚寒、大便溏稀者忌食绿豆。

* 进补温补药时，不宜饮服绿豆汤，以免降低药效。

黄米

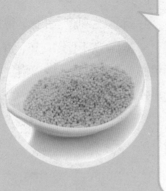

功效

* 益脾和胃、安神止泻，对心烦失眠、痢疾有辅助疗效。

* 有乌发功效。

* 可辅助治疗因脾胃虚弱所导致的腹泻等症。

* 清肺热，治痨病，对肺结核有辅助疗效。

不宜

葵菜
两种食物性味不同，同食易伤身。

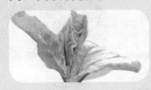

蜂蜜
两者同食，易引起肠胃不适。

适宜

红小豆
两者搭配可和中开胃。

 给食材加分

*黄米主要的食用方法是煮粥、蒸饭。

*黄米磨成面可制作糕点。

*黄米还可以酿酒。

❀ **营养在线**

*黄米即糜子米，也就是糕面，煮熟后很黏，传统小吃"驴打滚"就是黄米做的。

* 黄米不能吃多，容易腹胀痛。

玉米

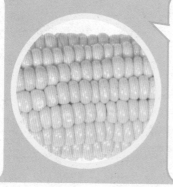

功效

* 利尿、利胆、止血、降压。

* 对食欲不振、便秘、肝炎、水肿、尿道感染、高血压、糖尿病、胆结石有辅助疗效。

* 防癌、抗癌、防衰老，并对人的视力有益。

不宜

田螺

两者搭配会发生化学反应，引起恶心、呕吐、头晕等症状。

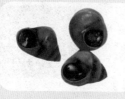

黄豆

两者搭配可健脾胃、降胆固醇。

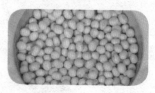

适宜

菜花

两者搭配可养胃健脾、补虚润肤。

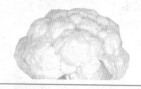

食用纯碱

两者搭配能够有效地补充玉米中的色氨酸，减少癞皮病的发生。

适宜

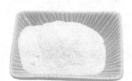

给食材加分

* 玉米胚尖是玉米的精华所在，应全部吃掉。

* 玉米与大米、豆类、面粉同食营养更全面。

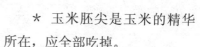

薏仁

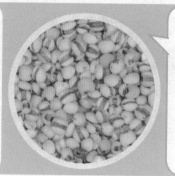

功效

* 利水消肿、健脾祛湿、除痹、排脓。

* 解毒、镇静、镇痛。

* 与粳米煮粥对风湿、手足麻木等症有辅助疗效，还可健美皮肤。

不宜

海带
两者搭配降低营养价值。

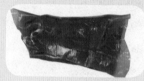

适宜

山药
两者搭配可健脾养胃，促进食欲。

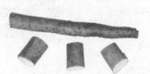

白糖
两者搭配能消除粉刺、色斑，改变肤色。

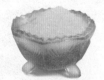

适宜

百合＋大枣＋蜂蜜
搭配食用可清热祛暑、滋阴润燥。

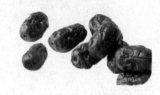

冬瓜＋陈皮＋猪瘦肉
搭配食用可清热解毒、祛斑。

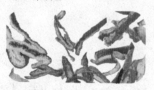

营养在线

* 孕妇、老人、幼儿及体弱者忌食薏仁。

饮品、甜食类

绿茶

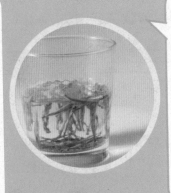

功效

＊ 降压、降脂，对防治心血管病十分有利。

＊ 防龋固齿，减少皱纹。

＊ 抗氧化、防辐射、抗癌、防癌、提高机体免疫力。

＊ 醒脑提神、消除疲劳、杀菌、抗病毒。

不宜

人参

绿茶有解药的作用，会降低人参的药效。

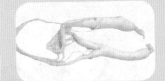

酒

两种食物都有兴奋作用，会加重心脏负担。

适宜

白糖

两者搭配可清凉解暑、润燥消渴。

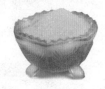

蜂蜜

两者搭配可祛火消炎，对咽炎、扁桃体炎有辅助疗效。

啤酒

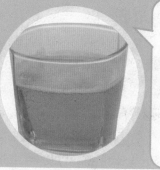

功效

* 适量饮用强心、健胃、利尿、镇痛、消暑降温、软化血管，对心脏病、高血压及结核病有辅助疗效。

* 适量饮用可防治口唇发炎，促进乳汁分泌，增进食欲。

不宜

烟熏食物

两者搭配会加速有害物质的吸收，容易罹患消化道疾病或癌症。

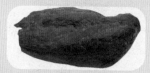

汽水

两者搭配可加速人体对酒精的吸收，会对胃、肝肾造成严重损害。

海产品

两者搭配易引起肠胃不适，引发腹泻。

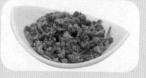

适宜

鸡肉

两者搭配可增进食欲。

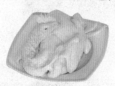

蔬菜

两者搭配可清热解暑、预防炎症。

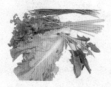

营养在线

* 服药期间喝啤酒，会影响药物的分解和吸收。

* 胃病、肝病、痛风、糖尿病、心脏病、泌尿系结石及溃疡患者不宜饮啤酒。

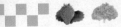
蜂蜜

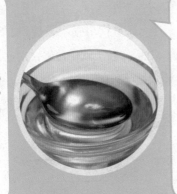

功效

* 补中润燥、缓急止痛、降压通便、解毒。

* 对肺热咳嗽、风疹、胃痛、口疮、便秘等有辅助疗效。

* 可营养神经、增强记忆力。

* 对肝脏、胃及十二指肠溃疡有保护作用。

不宜

李子

两者搭配会使人生痰，引起消化道疾病。

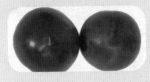

大葱

两者搭配容易引起腹泻、腹痛，甚至引起痢疾。

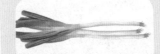

菱角

性味相反，对人的身体有损害。

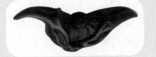

适宜

山楂

两者搭配可开胃消食、活血化淤，还有利水消肿作用。

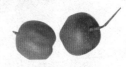

金银花

两者搭配可清热解毒、补虚疗风，有抗病毒的功效。

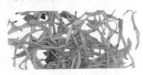

白萝卜

两者搭配可辅助治疗消化不良、反胃。

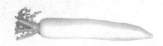

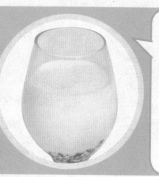

牛奶

功效

* 滋润肺胃、生津润肠、生血长骨、补虚安神。

* 预防中风及骨质疏松、降低气管炎发病率、预防龋齿、有助睡眠。

* 美容养颜、防癌、抗癌。

平鱼
两者搭配易引起中毒，对身体不利。

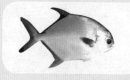

米汤
两者搭配会损失维生素A。

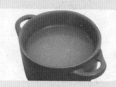

不宜

巧克力
两者搭配会影响钙的吸收和利用。

钙粉
牛奶会出现凝固和沉淀现象。

酸性饮料
牛奶会出现凝固和沉淀现象。

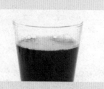

不宜

果子露
两者搭配会出现腹痛、腹胀现象。

不宜

柑橘

牛奶中的蛋白质会和柑橘中的果酸和维生素C发生反应，影响消化，甚至引起腹泻。

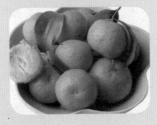

醋

两者搭配会引起结石。

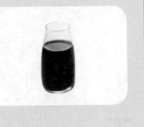

适宜

蜂蜜

两者搭配营养丰富、润肠通便、增进食欲、促进消化和吸收。

羊奶

两者搭配适用于胃痛、胃溃疡。

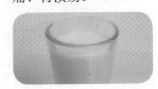

生姜汁

两者搭配可辅助治疗反酸、呕吐。

白糖

两者搭配可健脾养胃、润肺利咽，对胃酸、腹胀有辅助疗效。

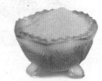

营养在线

＊ 牛奶加热时不要煮沸，也不要久煮，否则会破坏营养素并影响人体吸收。

＊ 肾病患者及患有某些肠胃疾病的人不宜多喝牛奶。

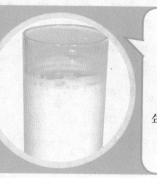

豆浆

功效

* 可预防老年痴呆症的发生。
* 可防治缺铁性贫血、气喘病。
* 能调节内分泌系统，减轻并改善更年期症状。
* 美容养颜、降压、降脂。

不宜

红糖
两者搭配会产生变性沉淀物，破坏营养成分，对身体不利。

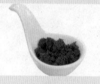

药物
两者搭配会破坏豆浆的营养成分。

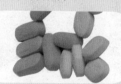

蜂蜜
两者搭配使蛋白质变性，影响营养价值。

适宜

白糖
两者搭配有助于提高机体对钙的吸收和利用，还有抑菌作用，可提高人体免疫力。

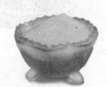

营养在线

* 豆浆一定要煮熟喝。
* 不要空腹饮豆浆，否则达不到补益作用。
* 白糖等豆浆煮熟离火后再加。

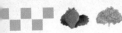
白酒

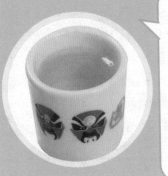

功效

* 适量饮酒可使人兴奋、愉悦，情绪高涨。

* 冬季少量饮酒有御寒作用。

* 适量饮酒可活血通脉、助药力，促进血液循环，延缓胆固醇等脂质在血管壁沉积。

不宜

辣物
两者搭配使人疲劳困倦。

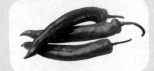

咖啡
两者搭配会增加内脏负担，对身体不利。

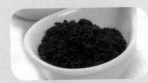

核桃
两者搭配易致血热，重者流鼻血。

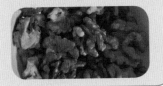

适宜

鸡肉
两者搭配，补血益气。

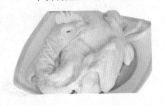

木耳菜
两者同食可辅助治疗热症。

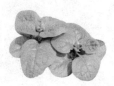

花生
两者搭配可减少白酒对胃肠道的刺激。

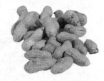

葡萄酒

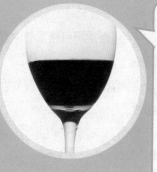

功效

＊ 适量饮用可降低胆固醇、促进消化。

＊ 适量饮用可防止动脉硬化和血小板凝结、保护心脏、防止中风。

＊ 适量饮用养气活血，使皮肤富有弹性，还可抗老防病，预防老年痴呆症。

不宜

咖啡
两者搭配影响身体对铁的吸收。

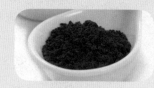

雪碧
两者搭配影响葡萄酒原有的营养和功效。

可乐
两者搭配可破坏原有的纯正果香。

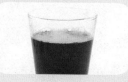

适宜

谷物
两者搭配可以预防肠癌。

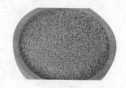

巧克力
两者同食可促进人体新陈代谢。

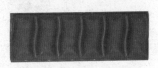

花生
两者搭配有益心脑血管。

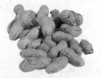

咖啡

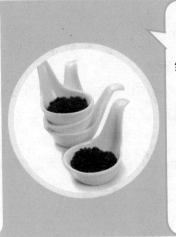

功效

* 适量饮用可使人暂时精力旺盛、思维敏捷。

* 有消除疲劳、恢复体力、振奋精神的功效。

* 有强心利尿和提高人体基础代谢的作用。

* 可减轻各种辐射造成的危害。

* 可预防胆结石。

不宜

酒

会加重对人体的损害，可刺激中枢神经，引起紧张、烦躁、不安等情绪，而且对心脏、肝脏、肾脏也有伤害。

香烟

两者搭配会加重对人体的损害，还容易得肺癌、胰腺癌等病症。

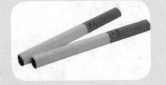

适宜

糙米

两者搭配能够有效地吸收其营养物质，能使人消除疲劳、精力旺盛，口感也不错。

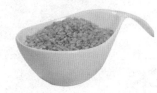

牛奶

两者搭配营养全面、提神醒脑、缓解疲劳、口感独特。

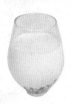

酸奶

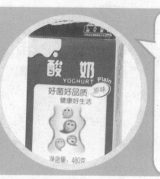

功效

* 增强消化能力、促进食欲。

* 预防妇女更年期骨质疏松、降低胆固醇。

* 防治癌症和贫血，并可治疗牛皮癣和缓解儿童营养不良。

不宜

香肠
两者搭配会产生致癌物质。

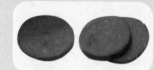

熏肉
两者搭配会产生有害物质亚硝胺。

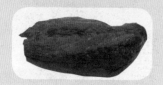

适宜

猕猴桃
两者搭配可美容养颜，润肠道。

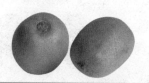

适宜

苹果
两者搭配可健美减肥。

桃子
两者搭配互相补充，营养更丰富。

香菇
两者搭配可增强人体活力。

羊奶

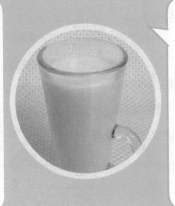

功效

* 温润补虚、养血益肾。

* 用于虚劳羸弱、消渴、反胃、口疮、膝疮等症。

* 可治疗蜘蛛咬伤，对慢性胃炎、肠炎有辅助疗效。

* 涂于面部，可使皮肤洁白润泽。

不宜

米汤
两者搭配会导致营养素大量流失。

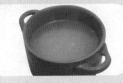

豆浆
两种食物性味不同，会引起身体不适。

酸性饮料
两者搭配会使蛋白质变性。

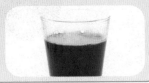

适宜

蜂蜜
两者搭配可祛火消炎，对咽炎、扁桃体炎有辅助疗效。

淮山药
两者搭配可治腰痛肾虚、口渴反胃。

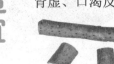

大枣
两者搭配味道鲜美、营养丰富。

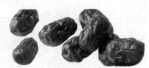

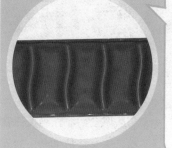

巧克力

功效

* 能缓解情绪低落，使人兴奋。

* 能加强记忆力和提高注意力，延缓衰老。

* 能防治心血管病及感冒，控制胆固醇的含量。

不宜

乳制品
两者搭配会影响营养物质的吸收。

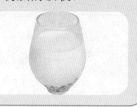

适宜

蓝莓
两者搭配可防癌、抗癌。

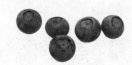

榛子
两者搭配可健脑、愉悦心情。

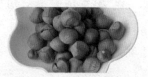

适宜

红葡萄酒
两者搭配能杀死癌细胞。

杏仁
两者搭配可缓解焦虑、抑郁或心情不佳。

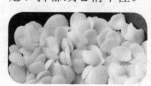

黄豆
两者搭配可防癌、抗癌。

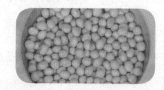

Seven 调味品、食用油类

食用碱

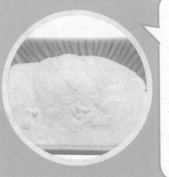

功效

* 与酸融合，制作出美味食物。

* 帮助玉米释放烟酸，对人体有利。

* 有较强的脱脂作用，可去掉油发干货上多余的脂肪。

不宜

米
两者搭配营养素会被分解。

蔬菜
两者搭配会破坏营养。

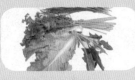

绿豆
两者搭配降低营养价值。

适宜

玉米糊
两者搭配分解和释放玉米糊中有害物质。

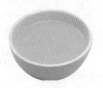

营养在线

* 洗蔬菜时放点食用碱可洗掉残留农药。

* 用食用碱洗鱿鱼可加速蛋白质的吸水能力，加快涨发速度。

食盐

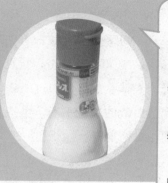

功效

* 适量食用可清火解毒、止燥通便。

* 适量食用可解腻、除膻、去腥使食物保持原来的本味。

* 适量食用可杀菌解毒、保鲜，使食物易于消化。

* 适量食用可促进皮肤新陈代谢、预防中暑。

红小豆
两者搭配会减弱红小豆的药性。

先放食盐＋蔬菜
降低蔬菜的营养价值。

不宜

先放食盐＋肉
使蛋白质凝固，影响营养的吸收。

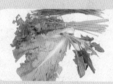

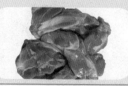

先放食盐＋鸡汤
影响鸡汤的鲜味。

不宜

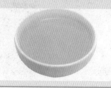

柠檬
两者搭配和胃下气。

适宜

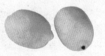

营养在线

*水肿患者、肾脏病患者、咳嗽消渴及心脑血管患者忌多盐饮食。

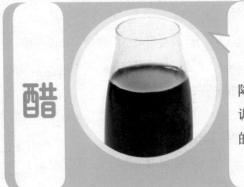

醋

功效

* 可稳定情绪，改善失眠状况。

* 还可消除疲劳，抗衰老，抑制和降低人体衰老过程中过氧化物的形成，调节血液的酸碱平衡，维持人体内环境的相对稳定。

羊肉
醋性酸温，羊肉大热，同食易上火。

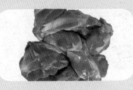

胡萝卜
两者搭配降低营养价值。

不宜

青菜
两者搭配会使青菜中的营养价值大大降低。

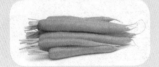

南瓜
两者食物性味不同，同食容易中毒。

不宜

姜
两者搭配促进食欲，助消化。

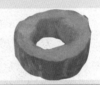

适宜

松花蛋
两者同食，有益肠胃。

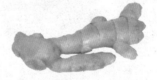

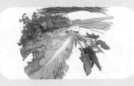

芝麻油

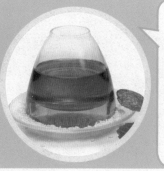

功效

＊ 补肝肾、润五脏，可辅助治疗须发早白、脱发、腰膝酸软、五脏虚损、肠燥便秘。

＊ 能加速人体代谢功能、活化脑细胞、清除血管堆积物、预防贫血。

不宜

菠菜
芝麻油会破坏菠菜中的维生素E。

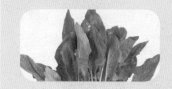

给食材加分

＊ 芝麻炸成油不但具有浓郁的香气，可增进食欲，而且更有利于营养成分的吸收和利用。

＊ 做凉拌菜、炒菜或做汤时，加几滴芝麻油就可以了，不要太多，俗话说："油多不香"。

＊ 坐月子的妇女，多食用香油，帮助加快去除恶血，补充生完宝宝所流失生素E、铁、钙、等身体极需的营养，提高抵抗力。

适宜

羊肝
两者搭配可润肺止咳、保肝护心、增强机体抵抗力。

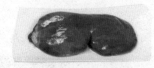

草莓
两者搭配可润肺生津、清热凉血、滑肠通便、明目养肝。

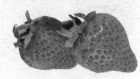

白酒
两者搭配对白癜风有辅助疗效。

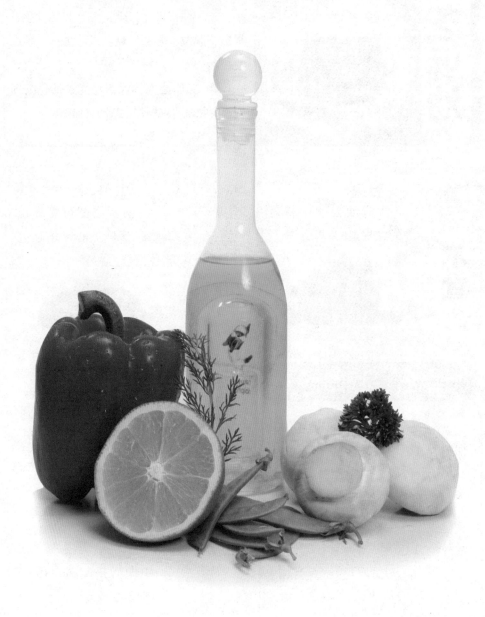

PART 3

CHI DUI LE CAI JIAN KANG

吃对了才健康

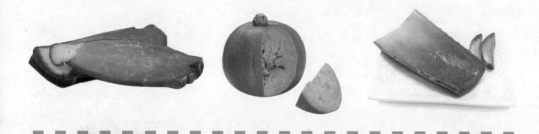

走出饮食误区

饮食习惯有健康的、不健康的。健康饮食基本的要求是：少盐、少吃辛辣刺激性食物、限量脂肪、戒烟戒酒。这是经过科学研究得出的结论，并被大多数人所承认的。但还有一些饮食问题至今不被人们所认识。生活中常有这种现象：我认为多吃这种食物对身体有好处，你却认为多吃对身体不利；我认为这两种食物搭配最好，你却认为这种搭配不合理等。之所以这样，就是因为饮食中还存在着许多误区。饮食误区危害健康，为了使读者走出这些误区，真正建立起一种良好的饮食习惯，我们对一些常见的饮食误区予以介绍。

食物加工太挑剔

误区：随着人们生活水平的提高，在食物进行烹调前加工时太挑剔，比如，把鱼鳞、辣椒叶等随手扔掉了。

科学分析：不少平常视为不能吃的东西其实都有很高的营养价值。

鱼鳞：营养学家发现，鱼鳞含有较多的卵磷脂、多种不饱和脂肪酸，还含有多种矿物质，尤以钙、磷含量高，是特殊的保健品。有增强记忆力、延缓脑

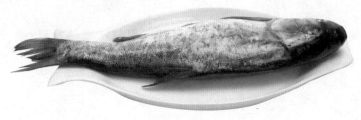

组织衰老、减少胆固醇在血管壁沉积、促进血液循环、预防高血压及心脏病的作用。此外，还能预防小儿佝偻病、老人骨质疏松与骨折。

辣椒叶：辣椒叶含有丰富的钙质、胡萝卜素、多种维生素和其他营养物质，其味甘甜鲜嫩，口感很好。既可单独作菜，亦可与肉类同炒，还可煮汤。常食辣椒叶能起到驱寒暖胃、补肝明目、减肥美容的作用。另外，适量吃辣椒叶还能促进胃液分泌，增进食欲，适用于胃弱、消化不良、胃寒痛等症。

煮饭不能用开水

误区：大多数人煮饭时都是用生水，而不用烧开后的自来水。

科学分析：未烧开的自来水中含有一定数量的氯气，在烧饭的过程中，它会大量破坏粮食中所含的人体不可缺少的维生素B_1。据测定，用生水烧饭，维生素B_1会损失1/3左右。

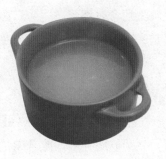

果蔬皮营养更丰富

土豆皮：土豆皮中含有配糖生物碱。其在体内积累到一定数量后就会引起中毒。由于其引起的中毒属慢性中毒，症状不明显，因此往往被忽视。

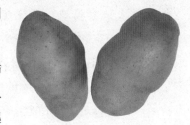

柿子皮：柿子未成熟时，鞣酸主要存在于柿肉中，而成熟后鞣酸则集中于柿皮中。鞣酸进入人体后在胃酸的作用下，会与食物中的蛋白质起化合作用生成沉淀物---柿石，会引起多种疾病。

红薯皮：红薯皮含碱多，食用过多会引起胃肠不适。呈褐色和黑褐色斑点的红薯皮是受了"黑斑病菌"的感染，能够产生"番薯酮"和"番薯酮醇"，进入人体将损害肝脏，并引起中毒。中毒轻者，出现恶心、呕吐、腹泻，重者可导致高烧、头痛、气喘、抽搐、吐血、昏迷，甚至死亡。

鸡蛋生吃营养价值高

误区：有人认为鸡蛋生吃营养价值更高，因此，常用开水冲或用豆浆冲鸡蛋花吃。

科学分析：生鸡蛋的蛋清中含有胰蛋白酶抑制物和抗生素蛋白，胰蛋白酶抑制物能使肠道内的消化酶受到抑制，引起消化不良。抗生素蛋白在肠道里与生物素结合，阻碍生物素被肠道吸收。人体缺乏生物素时，会引起皮肤红斑、脱发、食欲不振、肌肉疼痛、烦躁、嗜睡、贫血、发育迟缓等一系列症状。另外，生鸡蛋还含有细菌、寄生虫卵等。生鸡蛋的消化率不超过70％，而熟鸡蛋的消化率是90％。所以，鸡蛋应该吃熟的。

营养鸡蛋营养高

误区：现在人们买鸡蛋，有人只选含有微量元素的，而不再食用普通鸡蛋，认为吃啥补啥，吃含微量元素的鸡蛋对身体有益。

科学分析：所谓的营养鸡蛋，就是利用碘、锌、铁等一些微量元素，制成的一种特殊的鸡饲料，鸡吃了两个月左右，在体内发生生物转化，这样鸡生出来的蛋，就跟普通的鸡蛋不一样了。

通常人体容易缺少的微量元素是钙、铁和碘。但在每天的膳食中，钙、铁、碘都有固定的需求量，正常人每天只需吃1～2个普通鸡蛋就完全可以满足需求。如果过多的摄入一些微量元素，反而对人体有害。例如，碘，人体内的碘补多了会导致一系列神经系统的症状；如果体内铬的含量增高，也容易引起铬中毒。所以，营养鸡蛋除适合小部分人群外，是不可以随意乱吃的。

中老年人要少吃蛋

误区：有很多人，特别是有心脑血管病和胆固醇比较高的人认为，无论是鸡蛋还是鸭蛋含胆固醇高，应该少吃或不吃。

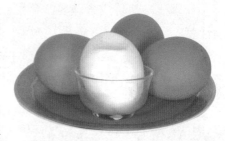

科学分析：胆固醇是人体生命活动的必需物质，主要靠肝脏合成，每天可提供1～1.2克，占人体血液中胆固醇来源的85％，而来自蛋等食物中外源性胆固醇是次要来源。在人体正常情况下，内生胆固醇与外源性胆固醇互相制约，进行自我调节，摄入多了，肝脏合成就少；摄入少了，肝脏合成就多。一只重约50克的鸡蛋含有胆固醇280毫克左右，食后，蛋中胆固醇由于消化吸收等原因不能完全被人体吸收利用，再加上血浆和组织间胆固醇的平稳过程，以及分解代谢和排泄等原因，每人每天吃一个鸡蛋对人体血液中胆固醇影响不会很大，而且蛋黄中还含有十分丰富的卵磷脂。卵磷脂是一种强乳化剂，能使胆固醇的脂肪颗粒变小，保持悬浮状态，有利于脂类透过血管壁被组织利用，从而使血液中胆固醇含量减少，降低血液黏稠度，避免胆固醇在血管中沉积。

素食可替代肉食

误区：许多人认为，得心脑血管、高脂血症等是因为荤腥惹的祸，因此，不少人提倡吃素。

科学分析：植物性食品中含有丰富的维生素、无机盐和有机酸，但缺少造血的微量元素钴、锰、铁和铜等。此外，植物性食品中脂肪含量极少，但人的机体每昼夜至少需要60～70克脂肪，要想满足这种需要，就要吃2千克左右的植物性食品。而且，植物蛋白永远替代不了动物蛋白。

国外一项研究：将年龄在20～55岁的139名健康男性分成全素、蛋奶素、荤食及高肉量饮食四组，3个月后再进一步测量血中生化数值。结果发现，全素者的血中脂肪酸含量虽然低，但是血栓素与血小板凝集素与胱胺酸的代谢物都较其他三组高。血液中的血栓素、血小板凝集素等生化物质，能促使血小板凝集，加速血栓形成和冠状动脉粥样硬化，反倒成了罹患心血管疾病的潜藏危险因素。

从人类进化和抗衰益寿的角度看，单纯素食、绝对素食均不可取，只有荤素搭配，平衡膳食才是长寿之道。只有在特殊情况下，素食才可作为临时性饮食措施。

洋快餐营养丰富

误区：许多人，特别是年轻人认为，洋快餐有肉有菜营养不缺，而且还好吃。

科学分析：煎、烤、烘、焙食物中含有致癌毒素——丙烯酰胺化物。淀粉类食品经过120℃以上的高温加工后，其中含有的丙烯酰胺会大大超出安全标准，长期食用可导致癌症。通过对动物的实验发现，丙烯酰胺对健康的损害程度比引发

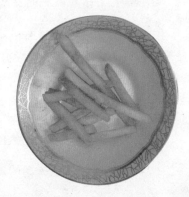

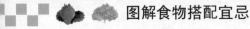

肝癌的黄曲霉素严重得多，它还可能损害人的神经并诱发各种癌症。

膨化食品营养丰富

误区：不少儿童和青少年喜爱吃膨化食品，并且成瘾。

科学分析：脂肪、碳水化合物、蛋白质是膨化食品的主要成分。专家认为，人的膳食中不可缺少脂肪、蛋白质、碳水化合物。膨化食品虽然口味鲜美，但从成分结构看，属于高油脂、高热量、低食物纤维的食品。这类食品摄入过多，会造成多余脂肪在体内蓄积，使人过于肥胖而导致各类疾病，如高血脂、糖尿病等。

面粉越白越好

误区：不少人经常以面粉的黑白程度作为判断面粉优劣的标准，认为面粉越白，质量越好。

科学分析：面粉偏白是由于加入过多的面粉增白剂造成的。面粉增白剂学名过氧化苯甲酰，是一种在化学工业广泛使用的氧化剂，能促进面粉熟化，增加面粉白度，而过氧化苯甲酰摄入过多是对身体有害的。

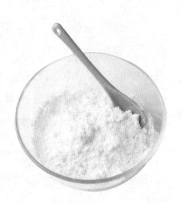

少吃饭、多吃菜可减肥

误区：许多想减肥的女性认为，多吃菜、少吃饭或不吃饭就能减肥。

科学分析：米饭含有碳水化合物，这是人体每天都需要的。健康要营养平衡，若长期只吃菜，少吃饭势必营养不平衡，对身体健康极其不利。

涮羊肉里的汤营养丰富

误区：许多人认为，涮羊肉汤营养丰富，有大补作用。

科学分析：虽然火锅的汤里煮过羊肉、肥牛、豆制品、海鲜等食品，但同一锅汤要反复沸腾，其中已有的营养物质经过这样几十甚至上百次的沸腾，都已破坏，经过多次沸腾的汤其实就与蒸馒头时蒸锅里的水一样。另外，吃一次涮羊肉一般需要1小时以上，火锅里会有很多食品在反复煮沸，如配料、蔬菜等，这些物质在高温中长时间煮沸会产生一些化学反应，有关研究已证明化学反应后产生的物质对人体有害。

骨折后喝骨汤有利愈合

误区：许多人认为，骨折后多喝肉骨汤，可以以骨补骨，加速骨伤的愈合。

科学分析：肉骨头中的钙、磷确实是人体骨骼的重要组成部分。但是，骨折并不是因为缺少磷和钙而造成的。人骨折后，骨断处的钙盐在一段时间内会"跑"到血液中；而骨折患者由于活动量减少，全身骨骼发生废用性脱钙，许多钙也会从骨中"跑"到血液里。患者此时若大量喝肉骨汤，就会使血钙增高，有可能引发尿路结石。而且大量喝肉骨汤还会导致骨质内无机质的成分增高，使骨质内有机质和无机质的比例失调，从而延长骨折的愈合期。

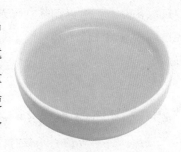

吃豆制品越多越好

误区：有些人认为豆类及其制品营养丰富，多吃对身体有好处。

科学分析：豆蛋白是一种植物蛋白，由于被纤维素包围，与体内消化酶不易接触，另外还含有一种胰蛋白酶抑制素会抵制消化液分泌，它的消化率不如动物性食品高。同时，黄豆蛋白质在人体内能阻碍人体对铁的吸收，过量食用豆类蛋白质可使铁的正常吸收量的90％被抑制，导致缺

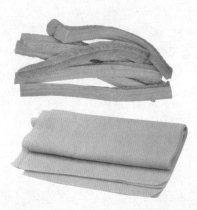

铁性贫血。黄豆中含有很高的蛋氨酸，可转化为同型半胱氨酸，这是导致动脉硬化的重要因素之一。此外，黄豆还含有以下一些抗营养物质，如凝血素具有特殊亲和作用，能凝集红细胞；肠胃胀气因子能使人消化不良；过敏因子能使一些人特别是儿童产生过敏反应。

豆制品虽然营养丰富，但最好隔2～3天食用1次，每餐食用量不要超过250克。缺铁性贫血或动脉硬化患者更应少吃。而且豆制品要充分熟透，切勿食用半生不熟的豆制品。

吃生番茄更利健康

误区：番茄既营养又好吃，许多人把番茄当水果生吃。

科学分析：番茄含有的番茄红素是食物中的一种天然色素成分，具有很强的抗氧化能力，可以扫除危害人体的自由基。但由于番茄红素是脂溶性的，必须经过油脂烹调才能自然释放出来，才能更有利于人体有效吸收。因此，吃番茄最好炒着吃。

吃肉加蒜不营养

误区：许多人认为吃蒜有口气，不爱吃，更不会把吃蒜和吃肉联系起来。

科学分析：大蒜中的蒜素具有强烈的杀菌作用，还能促进人体新陈代谢。如果吃肉时再吃点大蒜，就能促进血液循环，尽快消除身体疲劳。

银耳越白越好

误区：不少人购买银耳时专拣白的买。

科学分析：银耳中的二氧化硫来自于硫黄熏蒸这种传统的银耳漂白加工工艺。对银耳进行超量漂白，会导致银耳中二氧化硫残留量普遍超标。而二氧化硫遇水会形成亚硫酸盐，亚硫酸盐可引起支气管痉挛，并会在人体内转化

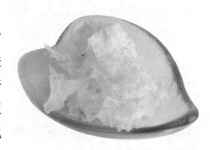

成致癌物质亚硝胺。因此，银耳并非越白越好，淡黄色才是银耳的天然本色。食用前必须浸泡3～4小时，勤换水，这样可清除残留的二氧化硫。

用冷水泡香菇

误区：许多人用冷水泡发香菇，认为可以避免其鲜味被破坏。

科学分析：香菇的鲜味是因为含有核糖核酸的缘故。核糖核酸在60℃～80℃的热水中浸泡，容易被水溶解成具有鲜味的乌苷酸，在冷水中则适得其反。因此，香菇要用热水泡，而且最好在水中放一小撮砂糖，可以抑制香菇有效成分溶出。此外，泡过香菇的水会溶入许多氨基酸，千万不要扔掉，可澄清后加入菜中。

果蔬个头大好

误区：人们在购买果蔬时往往挑拣又大又好看的。

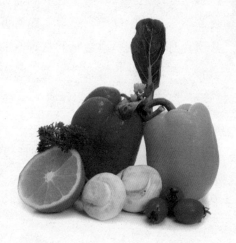

科学分析：无论水果和蔬菜，都有一定的生长条件和生长期，也不会个个一般大，又鲜亮好看，如果那样很可能是使用了膨大剂。膨大剂属激素类化学物质，常用的果蔬有猕猴桃、西瓜、草莓、樱桃、番茄等，以此方法使果蔬细胞非正常膨大，个头比正常长大的果蔬大1～2倍，形状变得比较奇特。使用膨大剂后的果蔬味道变淡，吃起来口感不好。

纯净水当做日常饮用水

误区：人们普遍认为，纯净水要比自来水健康，因此，将纯净水作为日常饮用水。

科学分析：纯净水在纯净的同时，往往过滤掉了许多营养物质，再说大多数的纯净水都是饮水机供给的，一旦饮水机受到污染，纯净水再纯净也是没有用的。健康水应是净水、整水、活水三位一体。看来多喝干净的白开水，既经济实惠又营养卫生，并不比纯净水差。

盐是一切疾病的根源

误区：医学研究已经证实，高盐饮食对人体健康是有害的，于是人们开始有意识的限制食盐的摄入量。

科学分析：心血管病专科医生发现，食盐的摄入量对中老年人的血压有明显的影响，但对心血管病的发病率并无明显的影响。盐摄入量较低的人，虽然其血压不一定高，但仍然可以患动脉硬化和冠心病。这从侧面证明低盐饮食并不一定益于健康。医学实践告诉我们，低盐饮食对高血压病患者是非常有益的，但不是所有人都需要低盐饮食。一个人是否需要低盐饮食，应视自己的健康状态而定。

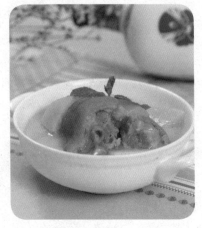

食物的"好"与"坏"是一种相对的概念。现在的人普遍认为，含脂肪多的食物就是"坏"的，脂肪多的食物成了糖尿病、高血压、冠心病等心脑血管疾病的代名词。可在20世纪60年代，人们却能为吃到一块肥肉而高兴不已，那时人们所患的常见病是营养不良。

对一种食物的"好"与"坏"要客观地去评判。再"好"的食物吃多了，也会有不良影响，再"坏"的食物如果不吃，也会使人体缺乏某种营养物质。怎样把吃进去的所谓的"坏"食物的危害降到最低、最少？其实，吃这类食物时只要找到健康搭档，就可避免对身体造成的伤害，就可既保健康，又饱口福了。

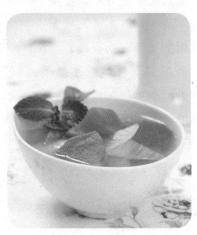

"坏"食物的好搭档

▼▼ 高脂食物＋葡萄 ▼▼

吃下油腻食物会造成体内甘油三酯增多，引起血脂异常。这时，可以搭配吃一小串葡萄，葡萄中富含的抗氧化成分将大大减少脂肪对身体的损害。

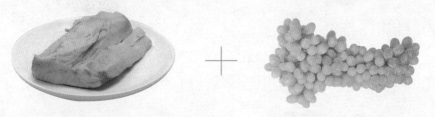

▼▼ 高盐饮食＋黑巧克力 ▼▼

吃完高盐食物，再吃几块可可脂含量在60%以上的黑巧克力，血压至少在两个小时内不会有大的波动。

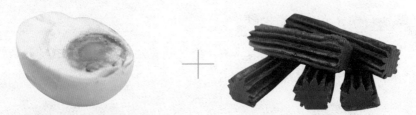

▼▼ 淀粉类食品＋醋 ▼▼

吃下碳水化合物会导致血糖迅速升高（尤其是糖尿病患者）。在菜肴里加上一勺醋，可以很好地防止血糖瞬间达到峰值。

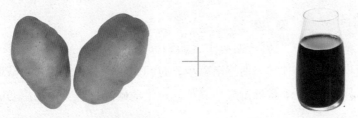

▼▼ 西式快餐＋樱桃 ▼▼

西式快餐可能导致自由基像洪流一样在体内扩散，会对体内细胞造成损害。吃些樱桃、猕猴桃可加速抗氧化剂进入体内，以抵抗自由基带来的损伤。

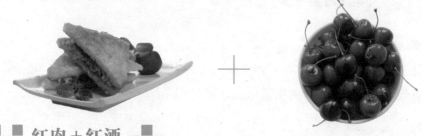

红肉＋红酒

红肉吃多了对健康不利，如果配上一杯红酒，就对人体细胞有保护作用。红酒中富含的多酚可与红肉中的化学物质中和，可降低患病风险。

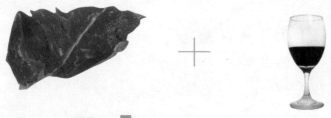

烤肉＋圆白菜

常吃烤肉会增加患癌症的风险。搭配吃些圆白菜，其含有的化合物能有效帮助清除烧烤产生的致癌物。

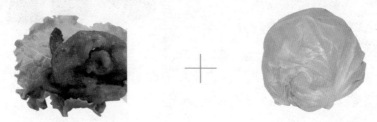

油条＋豆浆

制作油条时加入了明矾，明矾中含的铝被人体吸收后会对大脑神经细胞产生损害，并且很难被人体排出而逐渐蓄积。时间久了，会使人记忆力减退、抑郁和烦躁，严重的可导致老年性痴呆。此外，过量的硫酸铝也会增加患心脏病和心脑血管疾病的概率。

如果在食用油条时，佐以豆浆，这种危害就会降低。豆浆中富含的卵磷脂可以使记忆力得到一定的好转。

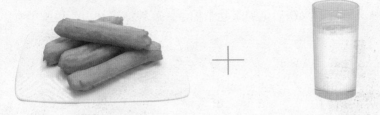

酸菜鱼＋猕猴桃

经过腌制后的酸菜，不仅维生素C已丧失殆尽，还会生成较多的亚硝酸盐，进而与人体中胺类物质生成亚硝胺，它是一种容易致癌的物质。

酸菜中还含有较多的草酸和钙，在经肾脏排泄时极易在泌尿系统形成结石。

猕猴桃被称为维生素C之王，如果吃些猕猴桃，就可阻断强致癌物亚硝胺的合成，减少胃癌和食道癌的发生。

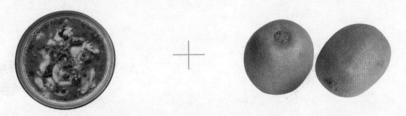

咸肉、腊肉、香肠等＋绿茶、醋

咸肉、腊肉、香肠等食物含有大量的盐，与猪肉中的物质长期腌制在一起，产生亚硝胺，进入人体后又会形成二甲基亚硝胺，这是一种很强的致癌物质。

如果在吃这些食物的时候，饮用几杯绿茶就可以分解这些有害物质。也可以在烹制时将肉蒸、煮透，再加点醋，可以使亚硝胺分解，又不失美味。

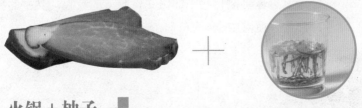

火锅＋柚子

经常食用火锅不但会上火，还会诱发食道癌，而且火锅浓汤中还含有较高的卟啉类物质，其经过消化分解后容易在肝脏代谢生成尿酸，容易引起痛风病。

在吃了油腻又麻辣的火锅后，如果吃个柚子，就能滋阴祛火，健脾消食。

烤羊肉串＋烤白薯

羊肉串经过明火碳烤后，生成苯比芘，如果经常食用烤肉串，患胃癌的概率就会增加。

白薯中含有的大量纤维素，可以将烤肉中的有害物质包裹起来排出体外，并能阻止烤肉中大量油脂被人体吸收。

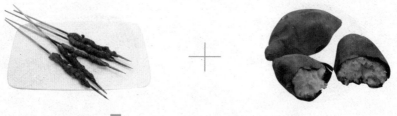

皮蛋＋豆腐

皮蛋在制作中，含有一定量的铅。如果摄入过多的铅，将导致智力下降，损害神经系统的发育，引起听力异常，学习能力降低等现象。铅对儿童的危害尤其严重，这是由于儿童的机体排铅能力要远远低于成人。

如果在吃皮蛋时搭配些豆腐，就会在一定程度上减少有害物质对人体的侵袭。因为豆制品中的纤维素可以抑制食物中的铅在胃肠道的吸收，其中的钙离子也可以抗铅，有助于降低人体血液中金属铅的浓度。